EVA-MARIA SANDERS

LEBEN!

EVA-MARIA SANDERS

LEBEN!

Ich hatte Krebs
und wurde gesund

nymphenburger

1. Auflage: Februar 1997
2. Auflage: März 1997

Die Motti aus E. Annie Proulx, »Schiffsmeldungen«, München 1995,
mit freundlicher Genehmigung des List Verlages.
Schutzumschlag: Wolfgang Heinzel
Satz: Schaber Satz- und Datentechnik, Wels
Gesetzt aus 10,5/13 Punkt ITC Slimbach in PostScript
Druck und Binden: Wiener Verlag, Himberg
Printed in Austria
ISBN 3-485-00765-x

Jeder Mensch erlebt
irgendwann seine eigene höchstpersönliche
Krise und dadurch
seine einzigartige Chance.

Meine höchstpersönliche Krise

Als unseres Lebens Mitte ich erklommen,
befand ich mich in einem dunklen Wald,
Da ich vom rechten Wege abgekommen.

Wie schwer ist's, zu beschreiben die Gestalt
Der dichten, wilden, dornigen Waldeshallen
Die, denk ich dran, erneun der Furcht Gewalt!

Dante, »Die Göttliche Komödie«

Nach einer Brustkrebserkrankung meiner Mutter in den siebziger Jahren, die ich - damals in der Pubertät - als Vertraute meiner Mutter in allen Einzelheiten miterlebte, setzte sich bei mir der Gedanke fest, daß ich mit Sicherheit auch einmal an Brustkrebs erkranken würde. So traumatisch war dieser Gedanke, daß ich mich heute noch an nichts anderes in meiner Kindheit und Jugend erinnern kann, was mir mehr Angst gemacht hätte.

Alle körperlichen Anzeichen deutete ich sofort nur in die eine Richtung, und so wurde der Krebs irgendwann zu einer fixen Idee und damit zu einer Selffulfilling-prophecy.

Paradox und mir im nachhinein unverständlich ist dabei die Tatsache, daß ich meine Ängste mit niemandem teilte und mich hinsichtlich möglicher Anzeichen so verhielt, als seien sie gar nicht da. Ich dachte - wie ich heute glaube ein sehr kindlicher, nie hinterfragter

Gedanke - daß die Krankheit nicht da sein konnte, solange ich sie nicht offenbarte.

Ich hatte also damals drei Glaubenssätze verinnerlicht:

1. Ich bekomme Krebs.
2. Ich werde daran sterben.
3. Mein einziger Schutz ist das Verheimlichen und Verdrängen.

Daß meine Mutter von ihrer ohnehin nicht direkt lebensbedrohlichen Erkrankung vollständig genesen war, schwächte meine Programme und Glaubenssätze nicht ab.

Erklärbar ist mir heute mein Verhalten lediglich dadurch, daß mir während der Krankheit meiner Mutter, die ich von der Operation bis zur Bestrahlung, von der Angst bis zur Hoffnung mitlebte, die Behandlung einer Krebserkrankung um ein Vielfaches grausamer und unmenschlicher erschien als die Krankheit selbst. Hinzu kam, daß die konventionelle Krebsbehandlung in den siebziger Jahren noch ungleich barbarischer war als heute, da weder naturheilkundliche Unterstützungstherapien durchgeführt wurden, noch eine psychologische Betreuung stattfand. Ich lebte wohl als Kind so sehr in der Gegenwart, daß ich die Krankheit mit ihren für mich unabsehbaren Folgen einer Behandlung mit absehbaren Folgen vorzog. Außerdem waren die möglichen Folgen der Krankheit damals für mich viel weiter entfernt als die der Behandlung.

Heute ist mir klar, daß ich, immer in Watte gepackt und wie eine Prinzessin behandelt, meine Eitelkeit und diese Prinzessinnenallüren damals wichtiger nahm als das Leben. Dabei spielte auch mein von mir

erdachtes Bild nach außen eine Rolle. Prinzessinnen haben schließlich keinen Krebs!
Nie ließ ich eine Vorsorgeuntersuchung der Brust durchführen, dafür ging ich zu *allen* anderen Vorsorgeuntersuchungen, nie sprach ich mit jemandem darüber. Auch vor mir selbst verdrängte ich die Tatsache völlig. Tief drinnen war mir jedoch klar, daß ich irgendwann erkranken und dann die Sache ans Licht kommen mußte, und versuchte als Reaktion darauf, aus dem Leben herauszuholen, was möglich war. Da ich ein extrovertierter, das Leben grundsätzlich leicht nehmender Mensch bin, fiel mir dies nicht schwer.
So lebte ich nach außen - und durch meinen Verdrängungsmechanismus teilweise auch nach innen - ein Bilderbuchleben. Sehr glücklich verheiratet, bekam ich zwei Kinder, hatte ein erfülltes Berufsleben als Anwältin, lebte in Wohlstand und Luxus und machte auf die meisten Menschen meiner Umgebung einen äußerst zufriedenen, wenn auch etwas oberflächlichen Eindruck. Lediglich meine Mutter sagte manchmal: »Kind, dir geht es zu gut, ich habe Angst, daß euch irgendwann ein Unglück treffen wird.«
Gerade sechsunddreißig Jahre war ich geworden, als sich dies alles mit einem Schlag änderte.

Krebserkrankung

Oben: Schwierige Frage. Warum wurde der eine verschont und ein anderer verloren? Warum stand einer auf und ein anderer nicht?

E. Annie Proulx, »Schiffsmeldungen«

Als ich im Sommer 1992 einen Knoten in meiner Brust spürte, tat ich nichts und setzte wieder einmal meinen formidablen Verdrängungsmechanismus in Gang. Ich erinnere mich dunkel, daß ich hin und wieder dachte: Lebe jetzt dein Leben, wer weiß, wie lange du noch eines haben wirst. So war ich hungrig nach Leben, Liebe, Luxus, und vor allem war ich süchtig nach meinen Kindern. Zwar hatte ich tief drinnen ein Gefühl von Verrat ihnen gegenüber, konnte jedoch zum einen nicht aus meiner Haut, und zum anderen versuchte ich, die Zeit, die mir blieb, mit möglichst viel Leben zu füllen.

Allerdings suchte ich nach einiger Zeit doch auch nach Informationen und Büchern, durch die ich mir eventuell selbst helfen konnte. Dabei fiel mir das Buch: »Ich habe Krebs – na und?« von Gisela Friebel-Röhring in die Hände. Sie berichtet darin unter anderem von den Möglichkeiten einer Behandlung mit Kräutern von Maria Treben. Wie Frau Friebel-Röhring las ich daraufhin das Buch von Maria Treben mit hochroten Ohren und dachte als medizinisch durch eine Schwesternhelferinnenausbildung in den Semesterferien etwas vorgebildeter Laie: »Das kann doch so einfach nicht sein, aber schaden kann es dir auf keinen Fall, wenn du diese Kräuter ausprobierst.« Ich deckte mich also mit diesen Kräutern bis zur Halskrause ein und wurde zum absoluten Kräuteranhänger. Vor allen Dingen war ich von der Wirkung des von Maria Treben propagierten Schwedenbitter überzeugt und nahm ihn jeden Tag ein. Auf diese Weise hatte ich wenigstens das Gefühl, *irgend etwas* zu tun.

Nach außen hin blieb alles beim alten, ich spielte weiter die Prinzessin; zwar wunderte sich mein Mann über meine plötzliche Kräuterliebe, fand sie jedoch letztendlich positiv und sagte nichts. Niemand bemerkte den Konflikt, mit dem ich kämpfte, am wenigsten ich selbst. Heute weiß ich, daß mich dieses Verdrängen und Verheimlichen soviel Kraft und Energie gekostet hat, daß ich im Sommer 1994 am Ende war.

Inzwischen ist mir klar, daß ich, wäre ich 1992 zum Arzt gegangen, mir die ganzen folgenreichen Ereignisse hätte ersparen können, denn dann wäre die Erkrankung wohl so ähnlich wie bei meiner Mutter verlaufen. Auf der anderen Seite bin ich überzeugt, daß alles so kommen sollte, daß es einen Sinn hatte und zu etwas gut war.

Der Knoten in meinem Busen wuchs und wuchs, obwohl ich mich bemühte, dies zu ignorieren. Sogar vor meinem Mann gelang es mir, diese Tatsache selbst in den intimsten Momenten zu verheimlichen. Beschwerden hatte ich jedoch bis zum Winter 1993 keine, so

daß ich manchmal glaubte, das Ganze sei nur ein Alptraum.
Ins Rollen kam die Sache, als mich in einem Skiurlaub 1993/94 ein Snowbordfahrer anfuhr. Als Folge dieses Skiunfalls konnte ich nämlich nicht mehr richtig gehen. Immer hatte ich - wenn auch nicht starke - Schmerzen im Knie, die ich mit leichten Schmerzmitteln zu bekämpfen suchte. Keiner - auch ich selbst nicht, obwohl mich dunkle Ahnungen beschlichen - vermutete als Ursache etwas anderes als eine Folge dieses Unfalls.
Mein Gang wurde immer unsicherer, mehrmals fiel ich hin oder stolperte, was meinen Zustand mehr und mehr verschlechterte. Hinzu kam, daß ich durch die ständige Einnahme von Schmerzmitteln immer schwächer und benommener wurde. Alle Familienmitglieder und viele Freunde schickten mich immer wieder zum Orthopäden. Dieser röntgte mein Knie, fand aber nichts und vermutete einen Bänderriß. Alle verschriebenen Medikamente halfen natürlich wenig. Dies ging so von Januar bis Ende Juni, bis mein Mann Hayo für einen Arztwechsel plädierte. Der neue Orthopäde war sehr viel erfahrener. Als er mich gehen sah, sagte er: »Wissen Sie, es würde mich sehr wundern, wenn Ihre Beschwerden von Ihrem Knie herrühren, Sie haben nämlich einen Gang, der die Hüfte schont. Meiner Meinung nach ist etwas mit Ihrer Hüfte nicht in Ordnung.«
Er ließ daraufhin eine Röntgenaufnahme meiner Hüfte machen. Auf dieser konnte man sehen, daß ein großer Teil des Oberschenkelknochenmaterials wie zerfressen

war. Ich spürte, daß er total geschockt war, er sagte jedoch sehr wenig. Vielmehr schlug er mir vor, am nächsten Tag ein sogenanntes Szintigramm, mit dem Knochenerkrankungen festgestellt werden können, machen zu lassen.
So ging ich am nächsten Morgen, es war Dienstag, der 5. Juli 1994, zu dem vereinbarten Termin. Ich erinnere mich noch genau an mein Gefühl auf dem Weg dorthin. Es war ein wunderschöner, heißer Sommertag, ich hatte jedoch eine dunkle Ahnung von einer nahenden Katastrophe, sah aber auch am Ende eines Tunnels ein helles Licht.
Die Praxis dieses Röntgenologen, die im Keller eines Gebäudes aus den sechziger Jahren lag, ließ mich schon beim Eintreten schaudern. Diese Erfahrung habe ich später noch mit vielen anderen Röntgenpraxen gemacht. Es gibt nur noch einen zweiten Ort, der so randvoll mit schlechter Energie ist: die Bestrahlungsbunker.
Auch den Röntgenologen, einen sehr sachlichen, unpersönlichen Mann mittleren Alters, mochte ich von Anfang an nicht. Mein Orthopäde ist im Gegensatz zu ihm ein sehr lebendiger, einfühlsamer und charmanter Mensch, so daß mir der Unterschied zwischen beiden nur um so bewußter wurde. Ich habe seitdem die Erfahrung gemacht, daß Ärzte, die beruflich viel mit Krebskranken zu tun haben oder generell viel mit menschlichem Leid, sich einen Schutzschild aus Unpersönlichkeit zulegen. Dies äußert sich dann in emotionaler Distanz oder unbewußter Kälte gegenüber dem Patienten gerade in dem Moment, in dem

dieser am dringendsten menschliche Wärme und Nähe braucht.

Dieser Röntgenologe also besprach kurz mit mir, welche Untersuchungen er vornehmen wolle. Ich bekam ein Kontrastmittel, und drei Stunden später wurden die Aufnahmen von einer Röntgenassistentin gemacht. Ich durfte eine halbe Stunde auf dem Flur warten, dann empfing mich der Arzt in seinem Sprechzimmer. Er redete gar nicht um den heißen Brei herum, sondern eröffnete mir, daß er im ganzen Körper Ansiedlungen - so nannte er es - in meinen Knochen gefunden habe, die von einem Primärherd ausgegangen sein müßten, den er aber noch nicht gefunden habe. Ich müsse jetzt unbedingt sofort in die Klinik, um weitere Untersuchungen durchführen zu lassen.

Da er mich während des ganzen oder kurzen Gesprächs nicht ansah, hatte ich ein Gefühl von Unwirklichkeit. Das passiert jetzt nicht dir, dachte ich. Deshalb reagierte ich auch kaum und weinte nicht. Alles, was ich zu ihm sagte, war: »Aber ich habe doch zwei kleine Kinder.«

Er sagte: »Dann müssen Sie jetzt etwas tun.«

Er gab mir zwei Krücken, da er den Oberschenkelknochen für stark bruchgefährdet hielt, und ich durfte nach Hause fahren.

Dort erst, auf einer Sonnenliege im Garten - meine Kinder waren noch in Kindergarten und Schule - wurde ich mir der Tragweite der Situation bewußt. Die Tränen kamen, und ich haderte mit dem Schicksal. Immer wieder fragte ich mich: »Warum ich?« Und: »Warum jetzt?« Und: »Was soll ich jetzt tun?«

Vom wirklichen Ausmaß der Krankheit wußte ich ja noch nichts, also beschloß ich, von nun an alles offenzulegen und auf Hoffnung zu setzen. Immer wieder mußte ich an meine Kinder denken, die damals drei und sieben Jahre alt waren; sie vor allen Dingen wollte ich nicht allein lassen. Gleichzeitig wurde mir bewußt, daß ich mich ja selbst in diese Situation hineinmanövriert hatte, und mit einemmal wachte ich auf und erkannte, wie verantwortungslos ich gegenüber mir, meinen Kindern und meinem Mann gehandelt hatte.

Ich versuchte, meinen Mann, der in der Schweiz für einen großen Konzern tätig war und nur am Wochenende zu uns nach München kam, telefonisch zu erreichen. Als mir dies nicht gelang, rief ich meine Eltern an, da ich das dringende Bedürfnis hatte, mit jemandem zu sprechen. Meine Mutter war nicht zu Hause, mein Vater kam ans Telefon. So schonend wie möglich versuchte ich ihm das Ganze beizubringen. Er war so schockiert, daß er nicht viel sagen konnte, versprach aber, sofort wieder anzurufen, sobald meine Mutter nach Hause käme.

Ganz anders die Reaktion meines Mannes, den ich kurz darauf inmitten einer zweitägigen Verwaltungsratssitzung erreichte. Er versuchte, mir Mut zu machen (wie ich später erfuhr, mehr Mut als in ihm war) und sagte: »Es wird schon alles nicht so schlimm werden, gemeinsam schaffen wir das schon.«

Außerdem kündigte er an, daß er sofort nach Hause kommen wolle. Erleichtert, daß ich die Sache *in seine Hände* legen konnte, stimmte ich zu.

Wie mein Mann mir - viel später - erzählte, rief er, sobald ich aufgelegt hatte, zunächst meinen Orthopäden, dann eine sehr gute Freundin, die Ärztin ist, und dann die Frau eines befreundeten, sehr anerkannten Chirurgen an, die selbst auch Ärztin ist.
Alle drei versicherten ihm, daß die Lage ernster kaum sein könne. Der Orthopäde erklärte meinem Mann, daß der Oberschenkelknochen wegen der Bruchgefahr sofort operiert werden müsse und daß er schon einen Klinikplatz für mich reserviert habe.
Nach dem Gespräch mit der Frau des Chirurgen, der in einer großen Klinik als Unfallchirurg tätig war, vereinbarte mein Mann jedoch, daß wir am nächsten Tag zu einem totalen Check-up zu ihm kommen und die Aufnahmen des Röntgenologen mitbringen sollten.
Nach diesen Gesprächen hatte auch mein Mann, obwohl er mir dies nicht sofort eingestand, sehr viel von seinem ursprünglichen Optimismus eingebüßt. Er benachrichtigte seinen Chef, der großartig reagierte und ihn sofort nach Hause schickte.
Ich holte meine Kinder aus Schule und Kindergarten und verbrachte einen »normalen« Nachmittag. Meine Mutter rief an, ermutigte mich, spielte die ganze Sache wohl auch zu ihrem eigenen Schutz jedoch herunter. Dann fragte sie, was ich am nächsten Tag mit den Kindern machen wolle, wenn ich in die Klinik müsse. Ich erklärte ihr: »Ich will dem Größeren einen Schlüssel geben, damit er nach der Schule selbst ins Haus kann; bis der Kleine aus dem Kindergarten kommt, sind wir aus der Klinik wieder zurück.«
Meine Mutter sagte dazu nichts, setzte sich jedoch am

nächsten Morgen direkt ins Flugzeug von Westfalen nach München.
Abends kam mein Mann. Wir umarmten uns ganz fest, beide in dem Bewußtsein, daß unser bisheriges Leben am Einstürzen war. Zusammen mit den Kindern verbrachten wir einen in meiner Erinnerung sehr innigen Abend trotz oder vielleicht gerade wegen der Ereignisse des Tages.
Am nächsten Morgen holten wir die Szintigramm-Befunde ab und machten uns schon früh auf den Weg in die Klinik.
Dort wurden wir von dem Assistenzarzt unseres Freundes in Empfang genommen, der selbst noch operierte. Der Assistenzarzt, ein junger, sehr warmherziger Mensch, war über alles unterrichtet und vorbereitet. Außerdem stellte sich heraus, daß unser Freund die gesamte Klinik mobilisiert hatte, damit all die Untersuchungen, die normal mehrere Tage gedauert hätten, an diesem einen Tag durchgeführt werden konnten.
Der junge Arzt sah sich zunächst die Befunde aus dem Szintigramm an. Zwar war auch er ein Traumatologe (Unfallspezialist), er erklärte uns jedoch anhand einer Skizze, die der Röntgenologe beigelegt hatte, den Befund.
Diese Skizze stellte die schemenhaften Umrisse eines menschlichen, in diesem Fall wohl meines Körpers schwarz auf weißem Grund dar. In diesem Körper hatte der Röntgenologe mit einem roten Filzstift die Stellen markiert, an denen er Zellveränderungen festgestellt hatte.

Rote Stellen fanden sich praktisch überall, außer an den äußeren Extremitäten. Ansonsten gab es dicke rote Stellen vor allem an den Oberschenkeln, der Hüfte, der Wirbelsäule, dem Kopf und den Rippen. In dem beiliegenden schriftlichen Befund äußerte er die Vermutung, daß der Primärherd ein Brusttumor sein müsse. Ob und inwieweit es sich um eine Brustkrebserkrankung handle, könnten jedoch nur die klinischen Untersuchungen zeigen.

Krebsdiagnose

Auch dem blonden Kinde kam es
in sein Herz, sein waldseereines,
wie das dunkle Ahnen eines
großen Glückes oder Grames

R. M. Rilke, »Larenopfer«

Nach diesem Vorgespräch durchlief ich die diagnostischen Zentren der Klinik. Bisher war ich außer bei der Geburt meiner Kinder und gelegentlichen Krankenbesuchen nie in einem Krankenhaus gewesen. Und nun stellte ich plötzlich fest, wie menschenverachtend so ein Klinikbetrieb sein konnte. Daß dieses Gefühl mich selbst widerspiegelte, erkannte ich erst viel später.

Solange sich ein Mensch wohlfühlt und nicht lange bleibt, wird ihm dies gar nicht weiter auffallen. Liegt jedoch wie bei mir etwas Ernstes vor, wird man in der Maschinerie der Klinik mehr und mehr gefangen und hat nach einiger Zeit das Gefühl, daß man da nie wieder rauskommt.

Ich wurde zunächst zum Röntgen geschickt. Zuerst mußte ich stundenlang auf dem Gang warten, und als ich an der Reihe war, wurde ich behandelt wie auf dem Fließband. Inzwischen weiß ich, daß die Röntgenabteilung dort chronisch überlastet war; trotzdem bin ich der Meinung, daß man Menschen anders behandeln kann und muß. Die Röntgenbilder wurden direkt zum zuständigen Oberarzt geschickt und ich weiter zum EKG. Danach wurde eine Mammographie (die erste in meinem Leben) gemacht, dann ein Ultraschall und zum Schluß eine Kernspintomographie. Für all die, die das Glück haben, noch nie so eine Tomographie erlebt zu haben, will ich kurz beschreiben, wie dies vor sich geht. Ich wurde mit Kleidern liegend in eine etwa zwei Meter lange Röhre bugsiert, in der ich dann nahezu bewegungslos bei zum Teil ohrenbetäubendem Lärm eine dreiviertel Stunde verbringen mußte. Ab und zu kamen Kommandos von den sehr freundlichen Assistentinnen, und ich hatte einen Notfallknopf in der Hand für den Fall, daß die Klaustrophobie mich überwältigen sollte, was in etwa dreißig Prozent der Fälle vorkommt, wie mir versichert wurde.

Diese ganzen Untersuchungen ließ ich über mich ergehen, ohne großartig darüber nachzudenken; ich war freundlich, aber distanziert - wie abwesend.

Danach wurde ich in ein Einzelzimmer geführt und setzte mich mit Hayo auf den Balkon. Wieder war es ein wunderschöner heißer Sommertag, und ich hatte Lust auf ein Eis. (Ich glaube, es sind die trivialen Dinge, die am besten über solche Augenblicke hinweghelfen.)

Nachdem mein Mann uns je eine Portion geholt hatte, und wir gerade anfingen zu schlecken, kam der junge Assistenzarzt herein und bat meinen Mann mitzukommen. Mir war klar, daß ihm nun das Ergebnis der Untersuchungen mitgeteilt werden würde. Obwohl ich sonst, bei allem was mich betrifft, darauf bestehe dabeizusein, machte ich keine Anstalten, das jetzt durchzusetzen. Vielmehr war ich in diesem

Moment froh, daß ich alles in die Hände meines Mannes legen konnte.
Außerdem hatte ich zu diesem Zeitpunkt eine solche Allesegalstimmung, daß ich sowieso lieber auf dem sonnigen Balkon sitzen bleiben wollte, als mich da drinnen einem todernsten (im wahrsten Sinne des Wortes) Ärztekolloquium zu stellen.
Dies mußte nun mein Mann für mich tun. Auf ihn wartete schon unser Freund, der gerade von dem beachtlichen Kolloquium kam, das er meinetwegen zusammengetrommelt hatte, da er einen absolut klaren Befund von Spezialisten haben wollte.
Was meinem Mann nun als eigentlich niederschmetternde Diagnose von unserem Freund (der Einfachheit halber nenne ich ihn B.) mitgeteilt wurde, kann ich natürlich nur aus seinen Erzählungen berichten. Obwohl er es mir erst nach ungefähr einem Jahr ausführlich erzählte, will ich es hier, der Chronologie wegen, wiedergeben.
Meinem Mann fiel auf, daß das Büro wie ein Lager von Berichten und Röntgenbildern aussah. Als er hereinkam, war B. schon da und hatte seinen Arztkittel ausgezogen. Auch der Assistenzarzt war anwesend und stellte sich abwartend in eine Ecke des Raumes.
»Hayo«, sagte B., »ich muß dir das jetzt alles erzählen, einer von euch muß ja Bescheid wissen. Die Befunde liegen jetzt fast alle vor, es fehlen nur noch Gewebeproben. Das Ergebnis ist, Eva geht es schlecht, sehr schlecht. In der linken Brust befindet sich ein schon mehrere Jahre altes Mammakarzinom, das schon seit ungefähr einem Jahr in die Knochen gestreut hat. Die-

ser Primärtumor, der etwa tennisballgroß ist, macht ungefähr fünf Prozent des gesamten Befalls aus. Was sich im Körper befindet, ist etwa zwanzigmal soviel oder fünfundneunzig Prozent. Andere Organe sind nicht betroffen.«

Hier, so erzählte mein Mann, fing B. an zu weinen und die beiden Männer lagen sich eine Zeitlang weinend in den Armen. Dann sagte mein Mann: »Weißt du, das mag ja alles stimmen, aber Eva darf nicht und wird nicht sterben. Wir werden das irgendwie schaffen, wie, weiß ich noch nicht, aber wir werden das zusammen hinbekommen.«

B. sah ihn an, als wolle er sagen: Hayo, ich verstehe, daß du das nicht willst, aber da ist nichts mehr zu machen.

Dann sagte er noch, daß es völlig erstaunlich sei, wie gut es mir noch gehe und wie blendend ich noch aussehe. Außerdem verstehe er gar nicht, wieso der Oberschenkelknochen noch nicht gebrochen sei, er sei so extrem bruchgefährdet, daß er mich eigentlich gar nicht wieder nach Hause lassen wolle. Andererseits wollte er aber, daß ich vor der Operation, die er für den kommenden Tag geplant hatte, noch einmal nach Hause gehen solle.

Er hatte augenscheinlich Angst, daß die Kinder mich anstoßen oder ich sie auf den Arm nehmen könnte, der Knochen brechen und dann die Kinder ein Leben lang mit dem Gedanken fertig werden müßten, sie seien schuld am Tod ihrer Mutter.

Dann sagte er ihm: »Das Beste, was du jetzt tun kannst, ist, deinen Job zu sichern, mit Eva und den Kindern in die Schweiz zu ziehen und ihr noch eine schöne Zeit zu machen.«

Auf die Frage meines Mannes, wie lange ich noch haben würde, sagte er, es könne sehr schnell gehen (d. h. es konnte sich um Wochen handeln), wenn ich Glück hätte, wären es äußerstenfalls noch ein paar Monate. (Erst in einem späteren Gespräch erwähnte er den Sechs-Wochen-Horizont, den er aus Rücksicht nicht hatte preisgeben wollen.)

Diese ungefähre Prognose stammte von den Spezialisten und war damals, nach allem, was die Mediziner wußten, durchaus realistisch. (Ein Jahr später sagte B. uns, daß er in seinem Leben nie wieder eine Prognose weitergeben würde.)

Dann zeigte er meinem Mann noch einige von den Aufnahmen und erklärte ihm die Befunde im einzelnen. Sie sprachen auch über die Operation und wie sie ablaufen sollte.

Am Schluß versicherte B. ihm, daß wir in jedem Fall mit seiner vollen Unterstützung rechnen könnten, daß wir - auch zusammen - auf seiner Station bleiben könnten, solange wir wollten, und daß er auch alternative Heilmethoden unterstützen würde.

Außerdem sagte er, daß er dafür sorgen werde, daß ich nicht leiden müsse. Er werde alles tun, was dazu notwendig sei, er sei auch immer für uns verfügbar. Ich könnte alle Schmerzmittel haben, die ich wollte, ich würde mich nämlich schon bald fühlen, als ob mich jemand überall getreten hätte.

Und er fügte hinzu, wie ungerecht er es finde, daß es ausgerechnet uns getroffen hätte, wo wir für ihn doch immer ein Musterbeispiel für eine glückliche Ehe gewesen seien mit unseren zwei süßen Kindern, daß er uns immer sehr gemocht habe und daß ihm das Ganze selbst furchtbar leid tue.

Abschließend sagte er, ich könne noch einmal nach Hause gehen und in meinem eigenen Bett schlafen, wir müßten jedoch aufpassen, daß ich das Bein nicht verdrehen oder belasten würde. Der Eindruck, den mein Mann dabei hatte, war, daß B. es durchaus für möglich hielt, daß dies meine letzte Nacht zu Hause sein könnte.

Nach dem Gespräch kamen Hayo und B. gemeinsam zu mir auf meinen sonnigen Balkon. B. kniete sich neben den Stuhl, auf dem ich saß, nieder, nahm meine Hände in seine und sagte: »Ach Eva, du weißt schon, daß wir jetzt was tun müssen, nicht? Warum bist du nur nicht früher zu mir gekommen?«

Die Tränen, die ich dabei in seinen Augen sah, machten mir mehr als tausend Worte klar, wie hoffnungslos er die Situation beurteilte. Ich legte eine Hand auf seinen Arm und sagte: »Ich will ja etwas tun, ich will alles tun, was nur immer du von mir willst.«

»Dann schlage ich vor«, sagte er, »daß du jetzt nach Hause gehst, obwohl ich dir das nach dem, was ich weiß, unter keinen Umständen erlauben dürfte, und daß du morgen früh zur Operation wiederkommst. Wir werden in deinen Oberschenkel eine Metallschiene einsetzen, damit du wieder anständig laufen kannst. Ich reserviere dir ein Einzelzimmer hier auf der Unfallstation, und du wirst etwa zwei bis drei Wochen hierbleiben. Danach sehen wir weiter. Es ist jedoch allein deine

Entscheidung, ob du die Operation machen lassen willst, du mußt das nicht tun.«
Vor einer solchen Operation, die für mich mit einer Krebsbehandlung nicht in Verbindung stand, hatte ich keine Angst. (Wieder die Prinzessin!) Und laufen, richtig rennen, das wollte ich schon lange wieder können.
Nachdem ich zugestimmt hatte, sagte er noch: »Du sollst wissen, daß ich dir helfen werde, wo immer ich nur kann. Du wirst niemals Schmerzen haben müssen, dafür werde ich sorgen; du kannst mich auch nachts um fünf Uhr anrufen, wenn du mich brauchst. Wir sehen uns morgen früh.« Dann ging er.
B. ist mir damals in einer Weise beigestanden, wie ich es bei keinem Arzt vorher und nur bei einem nachher erlebt habe. Er ist der einzige Arzt, den ich kenne, auf den die Beschreibung: »Die Patienten sind sein Leben« zutrifft. Er ist Arzt, nicht aus Beruf, sondern aus Berufung. Gleichzeitig ist seine Arbeit von einer Qualität, die ihresgleichen sucht. Meine Erfahrung mit ihm mag durch unsere Freundschaft beeinflußt sein, ich habe jedoch auch von anderen Patienten ähnliches über ihn gehört. Diese Unterstützung hat dazu beigetragen, daß ich die Kraft entwickeln konnte, meine Genesung selbst in die Hand zu nehmen.
Krankenhäuser und Krebsstationen im besonderen sind meines Erachtens für einen Kranken fatal. Wie kann er hier an etwas anderes als an Krankheit denken? Wie soll er an eine Gesundung glauben, wenn die Mehrzahl seiner Umgebung an nichts anderes als an den Tod denkt? Durch meine Oberschenkeloperation kam ich auf die Unfallstation mit ihren von einem Auto- oder Motorrad-

unfall vorübergehend lahmgelegten Patienten. Dort herrscht eine regelrechte Aufbruchstimmung, daß ich unwillkürlich davon »angesteckt« wurde.

Wie sich später herausstellte, hatte sich B. fast mit seinem Chef und auch mit den Onkologen (Krebsspezialisten) meinetwegen angelegt. Die Onkologen forderten, daß ich auf die Krebsstation müsse, und waren, wie ich bei jedem Besuch eines Onkologen in der Unfallstation bemerken konnte, ärgerlich darüber, daß ich mich ihnen praktisch »entzogen« hatte.

Der Chef von B. wollte ihm zunächst schlichtweg untersagen, die Operation überhaupt durchzuführen. Bei einer Prognose von sechs Wochen sei eine solche Operation nicht nur unnötig und nicht lohnend, sondern unter Umständen auch gefährlich (wer wußte denn, ob ich die Operation überstehen würde?). Er ziehe die konventionelle Behandlung durch die Onkologen und Gynäkologen vor, sagte er. Aber B. setzte sich durch.

Obwohl B. als überzeugter Schulmediziner auch nicht an meine Genesung glauben konnte, so sehr er es vielleicht auch wollte, hielt er sich dennoch keine Minute mit dem Gedanken auf: »Das lohnt sich nicht mehr.«

Rückblickend gesehen war diese Operation auch sehr wichtig, um mir wieder neue Kräfte zu geben.

Nachdem B. gegangen war, sprachen mein Mann und ich lange miteinander. Dabei hatte *ich* seltsamerweise ständig das Gefühl, *ihn* trösten zu müssen und nicht umgekehrt.

Er erzählte mir damals nur sehr wenig von dem Gespräch mit B., lediglich, daß vermutet wurde, daß der Brusttumor schon mehrere Jahre alt sei.

Ich fragte ihn: »Fühlst du dich von mir betrogen?«
Er sagte: »Noch nicht. Nicht, wenn du bei mir bleibst.«
Und ich: »Aber das will ich ja, ich will kämpfen, das wollte ich immer, ich weiß nur nicht, wie.«
»Wenn du kämpfen willst, dann werden wir einen Weg finden. Kämpfen kann ich, davor habe ich keine Angst.«
»Wovor hast du denn Angst?«
»Daß es dir weh tun wird. B. sagte mir, daß du dich irgendwann fühlen wirst, als ob man dich am ganzen Körper grün und blau getreten hätte.«
Hier versagte ihm die Stimme, und er fing an zu weinen. Seit ich ihn vor zwanzig Jahren, mit sechzehn, kennen- und liebengelernt hatte, hatte ich ihn noch nie weinen sehen. So weinten wir eine Weile zusammen, und das tröstete uns beide.
Dann sagte ich: »Davor habe *ich* keine Angst. Schmerzen sind zu ertragen, außerdem gibt es Mittel, ihnen zu begegnen, ich hatte bisher kaum welche, ich werde auch in Zukunft keine haben.«
Getröstet und in dem Bewußtsein, wie stark wir gemeinsam waren, überlegten wir, was wir tun konnten. Zu einem konkreten Ergebnis kamen wir jedoch, verständlicherweise, noch nicht.
Dann erzählte er mir, daß ihn etwas an dem Gespräch mit B. stutzig gemacht habe. Nach der Meinung aller beteiligten Ärzte befände ich mich für den vorliegenden Befund in einer viel zu guten körperlichen Verfassung. Meinem Mann war erläutert worden, daß Leute mit meinem Befund normalerweise vor Schmerzen schreiend oder unter hohen Morphiumdosen im Kran-

kenhausbett liegen und nicht wie ich mit Aspirin aussehen würden wie das blühende Leben. Es war demnach etwas ganz und gar Seltsames mit meinem Zustand, und gerade dieses Faktum hat uns in den kommenden Tagen und Wochen am meisten Mut gemacht. Mein Mann sagte immer wieder: »Da du die Kraft aufgebracht hast, diesen Zustand so lange zu verheimlichen und das Problem allein zu ertragen, hast du auch die Kraft, da wieder rauszukommen, dessen bin ich mir sicher. Wir müssen nur einen Weg finden, wie.« Das war etwas, auf das wir eine Strategie aufbauen konnten.

Wir fuhren nach Hause. Dort bereiteten wir alles für den kommenden Tag vor. Unter anderem machten wir an diesem Abend auch unser Ehegatten-Testament, da ich als Juristin um die rechtlichen Probleme wußte, wenn ein Elternteil kein Testament gemacht hatte.

Den Kindern erzählte ich etwas von einer Beinoperation, womit sie sich zufriedengaben. Mehr wollte ich ihnen damals nicht zumuten und hielt sie auch nicht für stark genug.

Ansonsten verging der Abend mit Gesprächen (meine Mutter war inzwischen gekommen, um auf die Kinder aufzupassen), wir redeten über dieses und jenes, nur das *eine* Thema wurde nicht berührt.

Ich ging schon früh schlafen und schlief die ganze Nacht tief und fest. Am nächsten Morgen fuhr ich dann mit meinem Mann in die Klinik zu der ersten Operation, ja der ersten Narkose meines Lebens.

Operation

Ein weißes Schloß in weißer Einsamkeit
In blanken Sälen schleichen leise Schauer
Todkrank krallt das Geränk sich an die Mauer,
und alle Wege weltwärts sind verschneit.

R. M. Rilke, »Advent«

Ich bekam das gleiche kleine Einzelzimmer wie am vorigen Tag. Der Anästhesist kam, um mir die möglichen Risiken der Operation zu erläutern und mich eine Einverständniserklärung unterschreiben zu lassen.

Dann warteten wir ungefähr drei Stunden. Was mich dabei selbst verblüffte war, daß ich es nicht erwarten konnte dranzukommen. Ich hatte mir immer vorgestellt, daß ich im Angesicht eines solchen Eingriffs vor Angst wie gelähmt sein müßte und deshalb jede Minute Aufschub herbeiwünschen würde, das Gegenteil war jedoch der Fall. Mir wurden diese drei Stunden so lang wie selten eine Zeitspanne. Ich glaube, es war die Gewißheit, daß etwas getan werden würde nach jahrelanger Untätigkeit, daß nun endlich »diesem Ding in meinem Körper« zu Leibe gerückt wurde - wie ich damals noch dachte.

Gegen Mittag wurde ich für den Eingriff vorbereitet, indem ich eine Beruhigungsspritze bekam und in ein Operationshemd gekleidet wurde. Dann wurde ich auf eine Liege gelegt und ab ging es in den OP. Ich habe nie verstanden, warum die Leute vor einem Eingriff gezwungen werden, sich auf eine Liege zu legen und dann dorthin geschoben werden, als könnten sie nicht laufen. Besser kann ich ihnen doch gar nicht klarmachen, daß sie nicht mehr Herr ihrer selbst sind.

Mein Mann ging bis zur Tür mit mir, gab mir einen Kuß und sagte: »Bis gleich. Ich liebe dich.« Dann wurde ich hineingeschoben in einen kleineren Vorraum, wo ich den Anästhesisten wiedertraf. Ich erinnere mich, daß ich ein ziemliches Mitteilungsbedürfnis hatte und redete wie ein Wasserfall (wozu diese Beruhigungsspritzen vorher gut sein sollen, ist mir noch heute ein Rätsel).

Sichtlich war er jedoch mit anderem beschäftigt und antwortete mir nur einsilbig. B. sah ich vor der Operation gar nicht mehr, ich wußte jedoch, daß er sie selbst ausführen würde. Dies gab mir ein Gefühl des Vertrauens und der Sicherheit, wenn es in meiner Situation überhaupt noch eine Sicherheit geben konnte.

Der Anästhesist legte eine Braunüle (eine Dauerkanüle) in eine meiner Handvenen und befestigte sie mit Pflaster. Dann spritzte er ein Narkosemittel hinein. Das letzte, an das ich mich erinnere, war das Gesicht dieses freundlichen, etwas abwesenden Menschen, der mich anlächelte.

Während der folgenden halben Stunde wurde zunächst das gesamte befallene Knochengewebe des oberen rechten Oberschenkels entfernt. Später sagte uns B., statt eines Knochengewebes, das hier hätte vorhanden sein müssen, sei dieses Gewebe wie ein gallertartiger Pudding gewesen, so daß es ihm ein vollkommenes Rätsel sei, wie ich auch nur einen Schritt noch darauf habe gehen können. Dies war eine weitere sogenannte medizinische Unmöglichkeit, etwas, was uns genau wie meine körperliche Verfassung einen ersten kleinen Hinweis darauf gab, was der Körper selbst vermag und in welche Richtung wir uns bewegen mußten.

Als nächstes wurde an Stelle des entfernten Gewebes ein Metallwinkel in meinen Knochen eingepflanzt und mit Knochenzement zu einem äußerst festen Ganzen verbunden, das aus meinem Oberschenkelknochen wieder ein Körperteil machte, das ich, so sagte mir auch B., belasten konnte wie einen gesunden Knochen, ja, nach seiner Ansicht sogar noch mehr.

Mein Glück war, daß weder die Hüftpfanne noch das Oberschenkelkugelgelenk so stark befallen waren, daß z. B. ein neues Hüftgelenk hätte eingesetzt werden müssen. So war weder die Operation besonders lang, noch würde die Rehabilitation Monate in Anspruch nehmen. (Was sage ich da mit meiner damaligen Prognose von sechs Wochen?)

Ich überstand die Operation den Umständen entsprechend sehr gut.

Das nächste, an das ich mich erinnere, ist ein weißes, nebelhaftes Licht, das immer dunkler und klarer wurde, je mehr ich langsam aus der Narkose erwachte. In ganz ganz weiter Ferne sah ich meinen Mann und B. an der Türe des Aufwachraumes stehen, in dem ich lag.

Mein Mann kam an mein Bett und lächelte mich zärtlich an. Was er sagte, weiß ich nicht mehr. Ich war erleichtert, daß die erste (winzige) Hürde hinter mir lag, und schlief, benommen von dem Schmerzmittel, das ich bekommen hatte, sofort wieder ein.

Ein Geschenk

Alles was zählt, passiert aus Liebe, Quoyle.
Sie ist der Motor des Lebens.

E. Annie Proulx, »Schiffsmeldungen«

Als ich das nächste Mal erwachte, befand ich mich bereits wieder in meinem Zimmer oben auf der Unfallstation.

Durch die Schmerzmittel fühlte ich mich wie auf einer Wolke schwebend. Ich sah mich im Zimmer um und bemerkte zu meinem Erstaunen ein zweites Krankenbett neben meinem. Ach, dachte ich etwas enttäuscht, anscheinend braucht B. doch noch ein Bett für eine andere Patientin, da wird es mit dem Einzelzimmer wohl doch nichts werden. Mein Zimmer war durch das zweite Bett so vollgestellt, daß man kaum noch Platz darin hatte.

Als mein Mann wenig später hereinkam, fragte ich ihn deshalb, wer denn noch zu mir ins Zimmer kommen sollte. Er sagte: »Ich, wenn du nichts dagegen hast.«

Die Wirkung, die diese Worte auf mich hatten, war unbeschreiblich.

Eine meiner selbst fabrizierten Fehlvorstellungen zu dem Faktum Krebs war die selbstverständliche Annahme, daß sich ein Ehemann im Angesicht dieser Krankheit seiner Frau, wenn schon nicht körperlich so doch wenigstens seelisch aus dem Staube machen würde. Als ich als Studentin im Krankenhaus arbeitete, hatte ich so oft die hilflose Verzweiflung und die innere Distanz von Angehörigen krebskranker Patienten mitbekommen, daß sich dieses Bild bei mir festgesetzt hatte. Damals machte ich die Erfahrung, daß vor allen Dingen erkrankte Ehefrauen sich beklagten, daß ihr Mann nicht wisse, wie er mit der Krankheit umgehen solle. Schließlich haben wir das in der Schule auch nicht gelernt. Viele Menschen, und das habe auch ich während meiner Krankheit erfahren, haben eine solche Angst vor dem Leid selbst, daß sie auch Angst vor der Begegnung mit Menschen in einer großen Krise haben.

François Mitterand hat einmal gesagt, das Leid, was man sich vorstelle, sei fast immer unerträglich, das Leid, was man lebe, sei jedoch immer erträglich.

Aus dieser so richtigen Beobachtung erklärt sich die häufige innere Distanz zwischen Menschen in Leid und ihren Angehörigen und Freunden. Leid, das habe auch ich immer früher gedacht, passiert immer nur den anderen. Konfrontiere und identifiziere ich mich mit Menschen, die »leiden«, bringe ich mich vielleicht selbst in dessen Nähe. Dies war jedenfalls meine Vermutung auch meinem Mann gegenüber. Ich hatte so wenig Vertrauen in mich selbst oder hing auch so an meiner Rolle, daß ich auch meinem Mann nicht zutraute, daß er mir trotz dieses »Makels« noch nah sein wollte.

Wie es sich jedoch an diesem Tag und an denen, die folgten, zeigte, wollte er mir so nah sein, wie er eben konnte. Statt wegzulaufen, war er immer da. Statt auf

Distanz zu gehen, suchte er meine Nähe. Statt sich pflichtbewußt auf seinen Job zu konzentrieren, ihn sich zu »sichern« und sich dahinter zu verstecken, verbrachte er seine Tage und Nächte während der nächsten drei Wochen im Krankenhaus. Statt meinen Körper aufgrund der Krankheit zu tabuisieren (wie oft hatten mir Frauen das erzählt, wie oft habe ich das seither gelesen!), begehrte er mich. Und gerade das Begehrtwerden ist für jede Frau in einer solchen Situation, in der sie auch Angst um ihre Schönheit hat, so wichtig.

Was er mir zeigte in den kommenden Tagen und Wochen war, wie sehr er mich behalten wollte, wie kampfbereit er war. Durch sein Handeln zeigte er mir mehr als durch alle Worte, wie sehr er mich liebt.

Dieses Verhalten meines Mannes war für mich das erste große Geschenk anläßlich meiner Krise. Dadurch, daß es für mich so unerwartet kam, setzte es soviel zusätzlichen Überlebenswillen frei, daß ich am Ende dieses Operationstages entschlossen war, den Krebs zu besiegen. Dies verblüffte und erleichterte meine Umgebung enorm; keiner hatte damit gerechnet, daß ich mich nach dieser Prognose noch zum Kämpfen aufraffen konnte; daß es noch etwas bringen würde, glaubte zu diesem Zeitpunkt sowieso niemand mehr.

Ich ließ mich nur deshalb nicht in ein tiefes Loch fallen und gab nicht auf, weil die Diagnose, so schockierend sie auch war, endlich offen dalag. Das ständige Verheimlichen und Verdrängen mit all meinen inneren Konflikten war vorbei. Insofern empfand ich eben

nicht, wie die Mehrzahl der Patienten, die von ihrer Diagnose überrascht und geschockt werden, ein alptraumhaftes Gefühl von freiem Fall als vielmehr eine ungeheure Erleichterung und Befreiung, daß ich erstens mit dem Problem nicht mehr allein war und daß ich zweitens jetzt offen nach vorn in Richtung - ja, in welche Richtung, das wußte ich auch noch nicht genau - blicken konnte. Die Phase von Schock, Angst und Panik hatte ich ja schon lange hinter mir. Natürlich möchte ich diese selbstzerstörerische Methode niemandem ans Herz legen, zu diesem Zeitpunkt half mir diese besondere Situation jedoch, direkt wieder nach vorn zu sehen und vorerst Hoffnung zu finden und den Kampf aufzunehmen. In Anbetracht der kurzen Zeit, die man mir noch gelassen hatte, war dies auch wohl der einzig gangbare Weg.
Dies war mein allererster Lösungsansatz und, soweit ich das heute beurteilen kann, ist dies eine Sichtweise, die sich viele Krebskranke zueigen machen. Der Krebs wird - und wurde an diesem Tage auch von mir - als mein erbittertster Feind angesehen, gegen den es mit allen Mitteln vorzugehen galt. Wie falsch dies war, sollte ich erst später erkennen.

Kampf und Krieg den Krebszellen!

Tötet, tötet! Wenn ihr siegt, erhaltet ihr großen Lohn von unserem Herrscher

Sinan Bassa

So richteten wir uns in diesem winzigen Einzelzimmer für die nächsten drei Wochen ein. Als erste Kampfstrategie gegen den Krebs hatten wir uns überlegt, daß ich die Kernsätze dieser Strategie (wir dachten wirklich wie ein Stratege in einem richtigen Krieg!) am besten immer vor Augen haben sollte.

Also druckte mein Mann, der jeden Tag einmal zu den Kindern nach Hause fuhr, bei der nächsten Gelegenheit drei DIN-A4-Seiten auf dem Computer aus, die wir uns vorher überlegt hatten. »Meine Truppen werden siegen« stand auf der ersten Seite groß und fett. Auf der zweiten Seite stand »Ich will leben« und auf der dritten Seite »Ich kann alles«.

Diese drei Seiten befestigte mein Mann an der Wand gegenüber meinem Bett, so daß ich sie ständig sehen konnte und mußte.

Außerdem hingen dort noch zwei gemalte Bilder meines älteren Sohnes, mit denen er mir zeigen wollte, daß er an mich dachte. Mein Sohn wußte offenbar bereits mehr, als ich glaubte, obwohl ich ihm nicht die Wahrheit gesagt hatte.

Schließlich hatte mein Mann noch ein Telefax meines Bruders aufgehängt, der wie meine Eltern in Westfalen wohnt und am nächsten Wochenende kommen wollte. Er hatte geschrieben: »Liebe Eva, ich glaube ganz fest daran, daß du es schaffen wirst, wieder gesund zu werden. Ich bin bei dir und kämpfe innerlich mit dir.«
Als letztes hatte mein Mann ein Bild an der Wand befestigt, das einen großen Storch zeigte, der einen zappelnden Frosch im Maul hatte. Von diesem Frosch konnte man den Kopf schon nicht mehr sehen, weil er schon im Maul des Storches steckte. Trotz dieser scheinbar ausweglosen Lage konnte man sehen, wie der Frosch mit seinen beiden kleinen Vorderbeinen den Hals des Storches umfaßt hielt und ihn mit aller Kraft würgte. Dieses Bild hatte mein Mann als Zeichen aufgehängt, daß keine Situation so ausweglos ist, daß man selbst nicht noch etwas tun kann und daß sich folgerichtig kämpfen immer lohnt. Ich hatte also dadurch täglich einen ganzen Schlachtplan vor Augen.
Den Satz »Ich will leben« hatten wir uns lange überlegt. Mein Mann hatte eigentlich schreiben wollen: »Ich will nicht sterben«. Ich hatte jedoch irgendwann gelesen, daß man niemals, wenn man ein Ziel formuliert, dieses Ziel negativ ausdrücken darf, da das Unterbewußtsein die Worte »nein« und »nicht« nicht kennt und erkennen kann. Schreibe oder sage ich daher ständig: »Ich will nicht sterben«, so signalisiere ich meinem Unterbewußtsein damit: »Ich will sterben!« Und zum ersten Mal diskutierten wir über die Rolle, die mein Unterbewußtsein möglicherweise in meiner Krankheitskrise spielte.

Zum damaligen Zeitpunkt, an dem wir fieberhaft überlegten, was getan werden konnte und wie Lösungen gefunden und angegangen werden konnten, hatte ich von meinem Unterbewußtsein ja schon seit längerer Zeit sehr negative Bilder gesendet bekommen (so sah ich das!). Immer, wenn ich versuchte, diese negativen »Sterbebilder« durch positive »Lebensbilder« zu ersetzen, war mir dies nicht gelungen. Ich betrachtete deshalb damals mein Unterbewußtsein als Feind in mir, der mit mir machte, was er wollte und was ich *nicht* wollte. Heute ist mir klar, daß mein Unterbewußtsein immer nur das ausführt, was ich bestellt und in Auftrag gegeben habe.
Ketzerisch sage ich aus heutiger Sicht, daß mir damals mein Krebs diente und deshalb mein Unterbewußtsein genau dieses Ziel ausgeführt hat. Da ich jedoch zu dem damaligen Zeitpunkt noch ganz anders dachte, will ich die ausführliche Erklärung zu diesem zweifelsohne sehr wichtigen Punkt auf später verschieben.
Um unserer Kampfesstrategie Nahrung zu geben, besorgte mein Mann in den kommenden Tagen eine ganze Bibliothek zum Thema Krebs. Er las die meisten der Bücher und strich darin die für mich relevanten Stellen an. Das Buch, aus dem wir am Anfang einen Großteil unserer Kampfespläne bezogen, stammte von einem Mediziner aus Amerika namens Simonton, der über seine langjährigen Erfahrungen mit dem Krebs berichtete und auch über seine Patienten erzählte (die Titel aller nützlichen Bücher habe ich im Anhang aufgeführt).
Simonton propagiert dabei die auch von uns am An-

fang so adoptierte These, daß gegen den Krebs gekämpft werden müsse. Dabei entwickelte er z. B. mit Patienten Bilder, die sie sich in einer jeweiligen Behandlungsphase vorstellen sollten, etwa bei der Chemotherapie. Dies waren stark kriegerische Bilder, die helfen sollten, die jeweilige Therapie zu unterstützen. Auch ich bediente mich in der Klinik eine Zeitlang dieser Bilder. Außerdem stellte er einige für uns sehr interessante Thesen zum Verhalten von Krebspatienten angesichts ihrer Krankheit auf.

Er unterteilt die Erkrankten in mehrere Gruppen und sagt, daß neunzig Prozent der an Krebs erkrankten Patienten die ersten sechs Jahre nach Diagnose nicht überleben. Diese Kranken würden sich ganz und gar in die Hände ihres Arztes begeben und die Verantwortung für ihr Leben an ihn abgeben. Diesen neunzig Prozent wird auch genau das passieren, was der Arzt prognostiziert hat: Hat der Arzt eine Lebenserwartung von einem Jahr vorhergesagt, so wird der Tod nach etwa einem Jahr auch eintreten, weil der Patient *daran* glaubt.

Zehn bis fünfzehn Prozent der Krebskranken nennt Simonton die »außergewöhnlichen« Patienten. Sie nehmen ihre Gesundung und ihren Körper selbst in die Hände und kämpfen gegen die Krankheit aktiv an, bedienen sich dabei zwar immer noch der Medizin, wahren jedoch die größtmögliche Distanz zu ihren Ärzten und kümmern sich selbst um ihre Gesundung.

Von diesen zehn bis fünfzehn Prozent, so fand Simonton heraus, lebten nach sechs Jahren noch neunzig Prozent!

Ein solcher Patient wollte ich sein!
Gerade in meinem Fall war die Distanz zu den Ärzten, insbesondere zu den Onkologen, immens wichtig. Ich empfehle sie aber allen Betroffenen. Schon ganz zu Anfang fühlte ich, daß ich den von den Ärzten gestellten Prognosen nicht glauben durfte und wollte, ich weigerte mich einfach zu glauben, daß ich sterben sollte.
Mein Gott, dieser Satz ist einfacher zu sagen als auszuführen, ich weiß es aus eigener Erfahrung.
Zwar hatte mein Mann mir die genaue Prognose noch nicht mitgeteilt, daß es sich jedoch um einige Wochen, maximal Monate handelte, hatte er durchblicken lassen. Der einzige Schutz, den ich als Patient aber vor solchen Prognosen habe, ist, sie zu ignorieren, so schwer dies auch sein mag. Sonst programmiere ich mich in Richtung der Prognose. Was ich deshalb allen in einer ähnlichen Situation als Ausgangspunkt zurufen möchte, ist: Glaubt den Prognosen der Ärzte nicht!
Heute halte ich jegliche Prognosen bei Krankheiten nicht nur für unnötig und gefährlich, sondern schlicht für menschenverachtend. Mit diesen Vorhersagen werden aufgrund statistischer Erkenntnisse Todesurteile ausgesprochen. Wie kann ein Wissenschaftler, und sei er noch so gebildet, bei den vielen Faktoren und Unwägbarkeiten, die den einzelnen Menschen ausmachen, überhaupt eine solche Annahme aufstellen? Ich glaube, daß dieses Jonglieren mit Zahlen, das wir so sehr mögen und brauchen, uns immer weiter von uns selbst entfernt - auch wenn es uns vielleicht trügerische Sicherheit gibt.

Ich würde also mit allen Mitteln gegen den Krebs antreten und, so versuchte ich mich immer wieder zu motivieren, würde es auch schaffen! Ich würde siegen. Das Problem war nur, daß mir das Kämpfen im Grunde sehr wenig entsprach. Weder hatte ich mich jemals als Kämpfertyp gesehen, noch hatte ich eine genaue Vorstellung, wie ich das anstellen sollte; heute weiß ich, daß kämpfen mich getötet hätte. Ein Kämpfer war für mich seit jeher mein Mann, ich glaube, daß er in einer ähnlichen Situation genau gewußt hätte, wie und wo er den Kampf aufnehmen sollte. So kämpfte ich einige Zeit *seinen* Kampf, nicht meinen.

Zwar hatte ich die Gewißheit von Aktivität und Bewegung angesichts meines Problems, was wegen der prognostizierten Zeitnot beruhigend war, andererseits hatte ich jedoch auch das dringende Gefühl, daß die bisherige Strategie nicht der Weisheit letzter Schluß sein konnte, jedenfalls nicht für mich.

Natürlich grasten wir zu diesem Zeitpunkt auch das weite Feld der schulmedizinischen Studien und neue Projekte zum Thema Krebs ab. In den ersten Tagen nach der Operation, in denen ich noch relativ down war, hing mein Mann fast den ganzen Tag am Telefon und versuchte, den neuesten Stand der Forschung zu eruieren.

Ich erinnere mich, daß er es sogar schaffte, mich auf die Liste einer der neuesten Versuchsserien in Amerika zu bekommen, die sich mit einem ganz neuen Medikament beschäftigte.

Es war gut, all diese Informationen zu haben, und auch dies gab uns beiden das beruhigende Gefühl, etwas zu tun, ich habe jedoch im Ergebnis keine dieser neuen Studien und Projekte in Anspruch genommen. Erstens hatte ich den Eindruck, daß ich, wenn schon medizinische Hilfe angezeigt war, diese sehr gut in der Klinik in Anspruch nehmen konnte, in der ich lag. Schließlich galt sie als eine der führenden im Bereich der Krebsforschung in Deutschland. Außerdem fühlte ich mich bei B. und in seiner Abteilung bestens aufgehoben und betreut. B. hatte schon an einem der ersten Tage zu Hayo gesagt, er könne bei *allen* nur erdenklichen Therapieversuchen, und seien sie noch so abstrus, auf seine Unterstützung zählen (wie sehr auch er mich weiterhin wie eine Prinzessin behandelte, geht mir erst heute auf).

Zweitens glaubte ich schon damals, und dieser Glaube hat sich seitdem bestätigt, daß es mir nichts bringt, wie ein Krankheitstourist auf der Suche nach der besten Therapie um die Welt zu reisen. Dabei übersehe ich nämlich das wichtigste Moment der Gesundung: den Menschen und seine Psyche. Mein Credo damals und heute ist, daß eine Erkrankung oder auch eine Krise wie diese ein dringender Hinweis ist, daß sich in meinem Leben etwas klären muß. Allein mit schulmedizinischen Therapiesätzen komme ich da aber nicht hin. Es ist die Hinwendung nach innen, über die allein ich die Ursache der Krise finden kann, und nicht die nach außen.

Mangels eines anderen Lösungsansatzes fuhr ich aber vorerst mit der Kampfstrategie fort.

Reaktionen

Ahoi, Quoyle, Sie werden uns doch nicht
losflennen, oder?
Sie werden doch nicht in die Staaten
zurücklaufen, oder?
Wir rechnen mit Ihnen, Quoyle.

E. Annie Proulx, »Schiffsmeldungen«

Die restliche Familie reagierte, wie ich später erfuhr, mit totalem Schock auf die Nachricht von meiner Erkrankung.

Davon bemerkte ich im Krankenhaus jedoch wenig, da sie besprochen hatten, mich von ihren Ängsten fernzuhalten. Hauptsächlich meine Mutter meinte, man müsse mir das Ausmaß der »Katastrophe« verheimlichen und Zuversicht und Mut verbreiten.

Schon immer hatte ich von meinen Eltern alle nur erdenkliche praktische Hilfe erhalten. Auch jetzt kümmerten sie sich liebevoll um die Kinder und sprachen sogar davon, zu uns zu ziehen, um mehr helfen zu können. Dies gab mir ein Gefühl von Liebe und Solidarität und packte mich in Watte. Da ich mich außer um meine Gesundung um nichts sorgen oder kümmern mußte, half mir dies sehr, meine Kräfte zu konzentrieren. Im ganzen rückte die Familie durch diese Krise näher zusammen. Viel näher kam ich dadurch vor allem meiner Schwester und meinem Vater, den ich noch nie so zärtlich erlebt hatte.

Was die Krankheit und ihre Behandlung anging, waren sie jedoch sehr hilflos, da sie sowohl an die Prognose der Ärzte glaubten als auch deren Behandlungsvorschläge als die einzige Lösung ansahen.
Auch meine Schwiegereltern setzten sich aktiv ein und suchten nach Therapiemöglichkeiten. Außerdem führte meine Schwiegermutter Tagebuch, auf das ich wegen der genauen Daten teilweise zurückgreifen konnte.
Ich glaube heute, daß durch meine Genesung viele Menschen meiner Umgebung eine Menge gelernt haben. Wenn der Beweis geliefert wird, daß etwas als unmöglich Bezeichnetes auf einmal eintreten kann, sind viele Menschen bereit, ihre bisherigen Überzeugungen über Bord zu werfen und gedanklich von vorn anzufangen. Gerade scheinbar festgefahrene Denkmuster sind eine große Gefahr in dieser Zeit, in der so viele Menschen auf der Suche nach mehr Leben sind. Erst der Beweis, was in jedem Menschen steckt, wenn er sich erkennt, macht Mut.
Außerdem machte ich durch meine Krankheit die Erfahrung, daß manche Freunde plötzlich das tiefgehende Gespräch suchten. In den Gesprächen wurde mir bewußt, daß auch andere mit ihren Problemen nicht fertig werden - nicht nur ich. Als ich noch scheinbar ohne Probleme durch die Welt ging, hatten sich wenige mir anvertraut, da ich ja bisher in Watte gebettet und scheinbar oberflächlich war.
Die ersten Freunde, die mich besuchten, waren B.s Frau und F., die Internistin ist und in ihrer Praxis auf biologische Tumortherapie spezialisiert ist. Sie ist in-

zwischen zu meiner einzigen Ärztin und eine meiner vertrautesten Freundinnen geworden.
Beide waren natürlich von der Diagnose genauestens unterrichtet und versuchten, mir Mut zu machen. Was mich damals stutzig machte und was beide übereinstimmend unabhängig voneinander sagten, war der Satz: »Ich habe das Gefühl, wenn es einer schaffen kann, aus dieser Situation herauszukommen, dann du.« Einerseits gab mir dies Kraft, weil ich erfuhr, daß jemand an meine Stärke glaubte, andererseits schätzte ich mich zu diesem Zeitpunkt noch gar nicht so stark ein.
F., die durch eigene Erfahrungen schon länger mit alternativen Therapiemöglichkeiten vertraut war, schlug mir als erstes vor, die komplette biologische Tumortherapie als Unterstützungstherapie durchzuführen.
Dies umfaßte erstens eine radikale Kostumstellung, insbesondere den totalen Verzicht auf Fleisch, Zucker, Kaffee und Schwarztee. Außerdem sollte diese Diät fettarm sein, und ich sollte nur rechtsgedrehte Milchsäureprodukte zu mir nehmen.
Zweitens bekam ich von ihr eine ausgeklügelte Vitamintherapie verschrieben, die außer Vitaminen auch Spurenelemente, Selen und Betacarotin umfaßte.
Drittens riet sie mir, alternativ entweder eine Thymus- oder eine Misteltherapie durchzuführen, die mein Immunsystem stärken sollte. Sie schlug vor, mit der Thymustherapie anzufangen. Darüber hinaus verschrieb sie mir Enzyme und stellte Bachblütentropfen her, die ich einnehmen sollte. Außerdem nahm sie mir Blut ab, um meine Helferzellen zu testen, was einen

Hinweis darauf geben sollte, wie stark und aktiv mein eigenes Immunsystem war.
Auch brachte sie mir eine großartige Meditationsanleitung von Silvermind mit, nach der ich jeden Tag dreimal meditieren sollte. Silvermind basiert auf der Philosophie, daß alles möglich ist, was immer der Mensch nur will.
Schließlich gab sie mir die Adresse eines Geistheilers, denn, wie sie sagte, in meiner Lage könnte es nicht schaden, alles, aber auch alles auszuprobieren.
Zwar zeigte mir der Hinweis auf den Geisthelfer wieder, wie hoffnungslos meine Situation sein mußte, andererseits war F. der erste Mensch und vor allem der erste Schulmediziner, der mir sagte, daß eine Heilung grundsätzlich immer im Bereich des Möglichen liegt, wenn ich nur wollte. Für mich war das eine immens wichtige Aussage, zumal sie von einer Fachfrau kam.
Außer diesen Freundinnen, die über die Diagnose sowieso Bescheid wußten, hatten wir bisher niemanden angerufen, nicht einmal unsere besten Freunde. Irgendwie empfand ich damals meine Krankheit als einen solchen »Makel«, daß ich gar kein Bedürfnis danach hatte. Ich wollte in den Augen meiner Freunde nicht das arme, bedauernswerte Hascherl sein, vor allem wollte ich unter keinen Umständen bemitleidet werden.
Drei oder vier Tage nach der Operation rief mich meine beste Freundin N. in der Klinik an. Sie hatte versucht, mich zu Hause zu erreichen, und meine Mutter hatte ihr am Telefon von den Ereignissen berichtet.

Meine Freundin ist immer sehr direkt. »Was«, sagte sie, »du hast Krebs?« Kein Mitleid, kein Bedauern, kein »du Arme«. Sie war einfach wie immer und schonte mich kein bißchen. Sie redete auch nicht um den heißen Brei herum oder tat so, als habe sie den Ernst der Lage nicht erkannt. Sie bagatellisierte nicht, sie war einfach ehrlich. Sie war der erste Mensch, der mich absolut »normal« behandelte und für den ich trotz allem blieb, was ich immer gewesen war.
Ich glaube, daß es für jeden Menschen schwierig ist, wenn er sich in einer solchen Lage nur noch über die Krankheit oder den Mißerfolg definiert sieht und er das Gefühl haben muß, seine Persönlichkeit trete angesichts der Situation in den Hintergrund. Allerdings haben - wie schon gesagt - auch die meisten Menschen ein Problem, sich hier natürlich zu verhalten, mich inbegriffen.
Auch meine Freundin war ein Geschenk für mich, weil sie mir zeigte, daß sich nichts geändert hatte. Sie zankte mit mir, weil ich sie nicht früher angerufen und ihr nichts erzählt hatte. Auch das war neu für mich, gezankt hatte noch niemand mit mir, keiner hatte das bisher gewagt. Vielmehr hatten mich alle in Watte gepackt.
Auf der anderen Seite, nachdem sie ihren Ärger über mein Schweigen losgeworden war, beschäftigte sie mich mit so wunderbar weiblichen Fragen, was ich an Kosmetika brauchen könnte, ob ich vielleicht ein wunderschönes Paar Hausschuhe haben wollte, die sie gesehen hatte, und ob sie mir etwas Bestimmtes zu essen schicken sollte. So trivial dies angesichts dieser Krank-

heit erscheinen mag, so gut tat es damals, daß sich noch jemand um meine Schönheit Gedanken machte, daß mir jemand zeigte, daß es auch noch andere Themen gab als Krankheit, Heilung, Krebs und Tod. Am Schluß dieses Gespräches kündigte sie ihren Besuch für den kommenden Tag an.

Als sie am nächsten Tag kam, brachte sie nicht nur nachtblaue Samtpantoffeln, mit goldenen Monden und Sternen bestickt, mit, sondern ein ganzes Set von Kosmetika, die mich im Krankenhaus besser aussehen lassen sollten, ein Stift, um Augenringe wegzuschminken, ein braunes Puder, um nach Urlaub auszusehen, Modezeitschriften und so weiter.

Wir redeten eine Weile. Ich glaube, wir waren beide erleichtert, daß wir auch weiter so miteinander lachen konnten wie bisher und sogar in dieser Situation noch unsere normalen Albernheiten austauschen konnten.

Irgendwann im Laufe des Gesprächs sagte sie: »Weißt du, ich kenne jemand, der dir helfen kann. Ich glaube sogar, daß sie die einzige Person ist, die dir helfen kann. Sie heißt D., und ich habe mit ihr für die Organisation »Wünsch dir was« zusammengearbeitet (eine Organisation, die lebensbedrohlich erkrankten Kindern Herzenswünsche erfüllt). Ich gebe dir morgen ihre Adresse und Telefonnummer, damit du sie anrufen kannst.«

Ich fragte: »Warum glaubst du, daß sie mir helfen kann?«

Sie sagte: »Weil sie eine der hellsichtigsten Personen ist, die ich kenne, und weil sie den Umgang mit dem Krebs kennt.« Bevor sie ging, sagte sie noch einen

Satz, der in mir eine Lawine von Gedanken in Gang setzte.
»Ich glaube«, sagte sie, »daß du endlich auch einmal dran sein wolltest und deshalb krank geworden bist.«
Dieser Satz ließ mich nicht mehr los. Womit wollte ich dran sein? War ich bisher nicht dran gewesen? War es mir nicht bisher sehr gut gegangen?
Je mehr ich darüber nachdachte, desto mehr wurde mir klar, daß ich tatsächlich bisher nicht dran gewesen war. Zwar hatte es mir an Geld und Luxus nicht gefehlt, zwar hatte ich eine schöne Kindheit gehabt, zwar war ich glücklich verheiratet und hatte zwei süße Kinder, richtig dran war ich aber dennoch nicht gewesen. Immer waren die Interessen eines anderen vorgegangen, und ich hatte darauf verzichtet, meine eigenen durchzusetzen. In meinem Beruf hatte ich wegen der Kinder zurückgesteckt und so die ganz große Karriere nicht gemacht. Außerdem stand die Karriere meines Mannes immer im Vordergrund. Zwei Jahre zuvor hatte mein Mann sich an einem Firmenkauf in Norddeutschland beteiligt und wie selbstverständlich war meine Umgebung davon ausgegangen, daß ich nach Norddeutschland ziehen sollte. Auch da sollte ich nicht dran sein und für mich in Anspruch nehmen können, daß ich nicht umziehen wollte. Als dann aus diesem Geschäft nichts wurde und sich der Umzug erledigte, hatte mein Mann schon einen neuen Job in der Schweiz, und wieder wurde wie selbstverständlich davon ausgegangen, daß ich mit den Kindern umziehen sollte. Ich wollte aber nie umziehen, weil ich München sehr mag und außerdem meine Ar-

beit als Anwältin hatte, bei der ich mich mit Kollegen und Angestellten gleichermaßen gut verstand. Nach fünfzehn Jahren wollte ich einfach nicht meine Heimat verlassen. Aber auch da sollte meine Pflicht als Ehefrau und Mutter vor meinen Interessen kommen, also auch da war ich nicht dran gewesen. Ich hatte mich viel zu oft fremdbestimmen lassen und viel zu selten nein gesagt.

Hier hatte ich zum ersten Mal eine vage Idee von der Ursache meiner Krankheit. Zwar war mir klar, daß ich mich in die relative Ausweglosigkeit meiner Lage selbst hineinmanövriert hatte - irgendwo mußte aber bei jedem der Ursprung einer Krankheit und, ich gehe noch weiter, von jeglicher Lebenskrise liegen. Warum hatte ich Krebs bekommen? Über die Ursachen forschen die Mediziner ja schon seit langem. Ob nun die Ernährung eine Rolle spielt, das genetische Erbmaterial, die Lebensgewohnheiten oder Laster, alles ist schon einmal als Ursache herangezogen und besprochen worden.

Vielleicht, so dachte ich damals nach dem Besuch von N., stimmt es und ich bin krank geworden, um endlich dran zu sein. Dies implizierte jedoch auch zum ersten Mal die Möglichkeit zumindest gedanklich, daß ich die Krankheit selbst »gemacht« hatte. Diese Idee, die ich auch meinem Mann sofort mitteilte, sollte uns in den folgenden Tagen noch oft beschäftigen.

Mit dieser Idee kamen nämlich bei meinem Mann zunächst die Schuldgefühle, und mit den Schuldgefühlen seine Suche nach den Schuldigen überhaupt. Dabei wurde keiner geschont, nicht meine Eltern, nicht er selbst und nicht ich. Meine Eltern griff er dabei so frontal an, daß sie Tage brauchten, sich zu beruhigen. Am härtesten jedoch ging er mit sich selbst ins Gericht, auf eine nahezu masochistische Weise.

Irgendwann war mir dies jedoch so zuwider, daß ich eines Abends einen ziemlichen Krach provozierte und ihm klarmachte, daß dieser Ansatz aber auch zu gar nichts führen würde und daß niemand die Schuld an meiner Krankheit trug, wenn überhaupt jemand, dann allerhöchstens ich.

Ich glaube heute, daß mein Mann diese Suche oder diese Selbstvorwürfe damals brauchte, um sich von seinen Verlustängsten und seiner Verzweiflung, die ich dahinter immer spüren konnte, abzulenken. Schließlich sah er ein, daß dies wenig half, wenn es auch in ihm noch eine Weile arbeitete.

Konventionelle Behandlung

Mir fiel der Gewichtsverlust auf,
sah irgendwie grau aus,
wie wenn man schlimme Kopfschmerzen hat
oder einem speiübel ist.

E. Annie Proulx, »Schiffsmeldungen«

Etwa eine Woche ließ man mich nach der Operation in Ruhe, während der ich, kaum bewegungsfähig, meist im Bett lag. Zwar war ich einen Tag nach dem Eingriff mit Hilfe von B. erstmals aufgestanden, dies war jedoch eine Tortur gewesen. Zum ersten Mal erlebte ich die mangelnde Bewegungsfähigkeit nach so einem Eingriff, und sie ärgerte mich. Ich las viel, meditierte dann und wann, sah jedoch gleichzeitig bei diesem Jahrhundertwetter aus dem Fenster und wünschte mir, baden gehen zu können und die Sonne zu genießen.

Ich bekam viel Besuch, was mich beschäftigte und ablenkte. Allerdings waren es die alltäglichen Kleinigkeiten, die ich auf einmal nicht mehr selbst tun konnte, die mir klarwerden ließen, daß ich im Moment wie ein Baby auf Hilfe angewiesen war, zum ersten Mal seit ich denken konnte. Ich konnte mich nicht selbst waschen, duschen, mir die Haare waschen, ja selbst das Anziehen machte mir Mühe, durch den Riesenverband und die Drainagen, die ich immer noch im Oberschenkel hatte. Diese erzwungene relative Untätigkeit und

Hilfsbedürftigkeit machte mich aggressiv, so daß ich hin und wieder meine - erstaunlich gute - Laune verlor und meiner Umgebung auf die Nerven ging.
Ich verlor in diesen drei Wochen insgesamt zehn Kilo Gewicht. Ich hatte auch wenig, bis gar keinen Appetit, den die strenge Krebsdiät, die ich nun angefangen hatte, auch nicht gerade anregte. Diese Diät, die von der Küche der Klinik fantastisch zusammengestellt worden war, habe ich etwa sechs Monate eingehalten und noch nie habe ich so oft von Weißbrot, Kuchen, Schokolade, Schwarztee und richtig fetten Speisen geträumt.
Die Vitaminpillen, Enzymtabletten und Medikamente, die ich bekam, schluckte ich mit sehr viel Widerwillen, nicht, weil ich sie nicht nehmen wollte, sondern weil sie mir immer im Hals stecken blieben. Alles in allem war diese erste Zeit in der Klinik nicht gerade angenehm. Auch hier half mir mein Optimismus und meine Art, das Leben zu nehmen, über das Unangenehmste hinweg.
Zu diesem Zeitpunkt klammerten sich mein Mann und ich - verständlicherweise - an jeden Strohhalm und hörten uns in der zweiten Woche geduldig und wißbegierig die Behandlungsvorschläge der einzelnen Spezialisten an.
Als erstes kam ein junger Strahlenexperte. Sehr seriös - freundlich und nett erklärte er mir, daß mit den Gynäkologen über eine Strahlentherapie gesprochen worden war, die die Krebszellen, die B. bei der Operation am Oberschenkel nicht »erwischt« hatte, vernichten sollte. Außerdem sollten mein fünfter und zwölfter

Wirbel bestrahlt werden, um die dort gegebene Bruch- und damit Lähmungsgefahr zu vermindern. Wir vereinbarten, daß mit der Strahlentherapie sofort begonnen werden sollte, damit sie beendet wäre, wenn ich entlassen wurde. Es sollte sich um eine Bestrahlung mit ultraharten Röntgenstrahlen handeln. Nebenwirkungen, so versicherte mir der Strahlenarzt, würden so gut wie keine auftreten.

Vor dieser Strahlenbehandlung hatte ich keine Angst und dachte deshalb auch wenig darüber nach.

Auch B., mit dem Hayo fast täglich sprach und der auch oft bei mir hereinschaute - obwohl er uns bei der Visite, die frühmorgens stattfand, immer schlafen ließ - befürwortete die Strahlentherapie. Ich erinnere mich, daß mein Mann einmal nach einem Gespräch mit ihm gutgelaunt ins Zimmer kam und mir verkündete, sogar B. habe ihm Mut gemacht mit den Worten: »Wunder gibt es immer wieder.«

Ich fand diesen Satz überhaupt nicht ermutigend, sagte er mir doch zum ersten, daß an eine Genesung nicht geglaubt wurde, und zweitens, daß sie nur durch ein Wunder herbeigeführt werden konnte.

Der nächste Spezialist, der zu uns kam, war der Gynäkologe und Onkologe, ein noch junger, sehr ernster Mann, ungefähr Mitte Dreißig. Er war für die gesamte konventionelle Nachbehandlung zuständig. Heute finde ich ihn sehr sympathisch und erinnere mich gern an ihn, je besser es mir ging, desto netter und charmanter wurde er bei den (seltenen) Besuchen, die ich ihm nach meinem Krankenhausaufenthalt noch machte.

Damals mochte ich ihn gar nicht. Er blieb nämlich nur relativ kurz, sagte auch öfter, er habe keine Zeit, und erklärte mir schon ganz am Anfang, daß man jetzt, da ich die Sache so lange hatte schleifen lassen, möglichst schnell mit der Behandlung beginnen müsse.
Heilen, so sagte er mir, könne er mich nicht. Er könne auch keine normalstarke Chemotherapie verordnen, da mein Rückenmark schon zu beschädigt sei. Je stärker aber die Chemo, desto besser die Chancen. Er sagte, daß für mich diese Therapien sowieso nur adjuvant (= hilfsweise) gegeben würden, heilen könnten sie nicht.
Dann schlug er mir eine Chemotherapie vor, die er normalerweise bei alten und schwachen Patienten verabreiche, sehr niedrig dosiert und nicht wie üblich bei einer Brustkrebserkrankung zweiphasig, sondern einphasig. Allerdings schlug er vor, mit der Chemo sofort zu beginnen, trotz der beginnenden Strahlentherapie, da, wie er sagte, die Zeit dränge.
Ich hatte damals vor nichts soviel Angst wie vor dieser dummen Chemotherapie. Alles, was ich darüber gelesen oder gesehen hatte, hatte in mir das Bild von einer Horrortherapie mit Haarverlust (um meine schönen langen Haare bangte ich), Übelkeit und Mattigkeit entstehen lassen. Außerdem hatte ich Angst, daß mir die Chemo Kraft nehmen würde, Kraft, die ich zu diesem Zeitpunkt doch so dringend brauchte.
Dies sagte ich ihm und bat ihn, die Zusammensetzung dieser Chemo zu erklären. Er sagte mir, er habe nicht soviel Zeit und müsse zurück auf seine Station; was die Chemotherapie angehe, so hätte ich keine andere

Wahl, ich müsse sie nehmen. Sein Chef, sagte er, pflege in solchen Momenten immer zu sagen: »Lieber gesund und reich als arm und krank!«
Dann verordnete er mir noch eine Hormontherapie, die aus Antiöstrogenen bestand, die mich künstlich in die Wechseljahre versetzen sollte und der nachgesagt wurde, daß sie das Tumorwachstum verlangsamen konnte. Er erklärte mir jedoch gleichzeitig, daß lediglich fünf Prozent meiner Tumorzellen rezeptorpositiv auf Antikörper gegen Östrogene sei, das heißt geringgradig (Stufe eins einer zwölfteiligen Skala) auf diese Hormone reagieren würden. Als letztes verschrieb er mir Infusionen, die meinen durch die Knochenmetastasen sehr hohen Calziumspiegel (das Calzium war hoch, weil sich meine Knochen auflösten) senken sollten. Hinsichtlich des Brusttumors sagte er, hätte er ja eigentlich vorgeschlagen, diesen zu entfernen, aber das könne ich eigentlich halten wie ich wolle, so eine große Rolle spiele das nicht.
Ich kann heute erkennen, wie mein gigantischer Verdrängungsmechanismus arbeitete. Bei dem Wort »Krebs« verdrängte ich immer, sogar noch bei der Therapie. Bei der Operation, bei der es um die Auswirkungen, d. h. Knochenbrüche ging, war ich für alles offen. Heute kann ich über dieses Gespräch lachen, damals bedeutete es für mich einen absoluten Tiefpunkt. So verzweifelt und hoffnungslos war ich, daß ich richtig in Tränen aufgelöst war.
In diesem Augenblick suchte ich nur nach jemandem, der mich irgendwie trösten konnte. Dies mußte ein Arzt sein, der mir das Ganze noch einmal langsam und

verständnisvoll erklären konnte, und zwar ohne die »Sie-haben-keine-Wahl-Masche«.
Am liebsten wäre mir B. gewesen, aber der operierte. So »schnappte« ich mir den jungen Assistenten, der schon am ersten Tag so freundlich gewesen war und den ich mochte. Er erklärte mir die ganzen Behandlungsvorschläge noch einmal ausführlich und nahm sich richtig Zeit. Hinsichtlich der Hormontherapie, die aus einer monatlichen Spritze und zwei Tabletten täglich bestand und die keine besonderen Nebenwirkungen haben sollte, waren wir schnell fertig, denn dagegen hatte ich nichts. Allerdings fragte ich mich schon, was sie mir nützen sollte, wenn nur fünf Prozent meiner Zellen – vielleicht – darauf reagieren würden. Ich betrachtete sie daher einfach als Empfängnisverhütung.
Wegen einer eventuellen Beseitigung des Primärtumors brauchte ich seinen Rat nicht, denn ich hatte längst selbst entschieden, daß ich das nicht machen wollte.
Was die Chemotherapie anging, erklärte er mir, daß die mir empfohlene Chemo eine der niedrigst dosierten sei, die es gebe. Er sagte, daß seines Wissens nach keiner der so therapierten Patienten die Haare verloren oder sich schlecht gefühlt habe. Um mich noch weiter zu beruhigen, holte er die rote Liste, das Medikamentenverzeichnis der Ärzte, und suchte mir das empfohlene Präparat heraus. Dies tat er, um mir zu zeigen, unter welchem Oberbegriff das Medikament geführt wurde. Wie sich herausstellte, stand es unter »Antibiotika«. Dann sagte er, im Grunde sei das Mittel nichts anderes als ein stark dosiertes Antibiotikum. Auf die

Frage meines Mannes, ob er diese Chemo auch seiner eigenen Frau in einer solchen Situation empfehlen würde, antwortete er mit: »Auf jeden Fall.«
Diese Argumente beruhigten mich tatsächlich sehr. Gemeinsam mit ihm entschied ich dann, die Chemo durchzuführen, aber erst nach der Strahlentherapie und nicht gleichzeitig. Diese Entscheidung brachte die Onkologen, die wegen der - angeblichen - Zeitnot schon sehr nervös waren, ziemlich auf.
Außerdem wollte ich sie mir unter keinen Umständen in einer onkologischen Praxis, wie von dem Gynäkologen vorgeschlagen, verabreichen lassen. Ich hatte die Befürchtung, daß ich mich mit der depressiven Energie in den Warteräumen belasten würde. Also rief ich meine Freundin F. an und bat sie, die Behandlung ambulant in ihrer internistischen Praxis vorzunehmen. Obwohl sie dies noch nie gemacht hatte, stimmte sie zu. Außerdem sagte sie, sie wolle sich auch noch einmal genau über das Präparat informieren und mir Bescheid geben. Am Ende des Gespräches erzählte sie mir noch, daß etwas ganz und gar Ungewöhnliches bei meinem Bluttest herausgekommen sei. Meine Helferzellen, die normalerweise bei der Schwere meiner Erkrankung stark dezimiert sein müßten, waren so aktiv und stark wie bei einem Gesunden. Dies war ein Zeichen, daß mein Immunsystem intakt war. Darüber freute ich mich natürlich sehr; endlich gab es an diesem Tag eine gute Nachricht. Ich verabredete mit F., daß sie von B. einen detaillierten Bericht bekäme und daß ich direkt nach der Entlassung zur ersten Behandlung zu ihr käme.

Zwar blieb bei mir ein ungutes Gefühl zurück, was die Chemo anging, ich war jedoch getröstet und konnte damit umgehen. Heute weiß ich, daß ich damals meine Eitelkeit höher bewertete als den Tod. Diese Eitelkeit war mein innerlich geführter Krieg. Ich hatte immer wieder Prinzessin gespielt, obwohl ich meine eigene Todeskarte schon in der Hand hielt.
Die konventionelle Behandlung, die jetzt langsam in Gang kam, wurde damals selbst von unserem Freund B. lediglich als unterstützend bezeichnet. Wie man mir erklärt hatte, erhoffte man sich davon einen Aufschub, eine Verlangsamung des Zellwachstums. Eine Remission geschweige denn Genesung stand gar nicht erst zur Debatte.
Der Assistenzarzt hatte mir gesagt, daß eine Remission mit dieser niedrig dosierten Chemotherapie nicht möglich sei. »Wissen Sie«, sagte er dann noch, »bei Ihrem Befund würde ich ja schon einen Luftsprung bis zur Decke machen, wenn wir es schaffen würden, das Zellwachstum zum Stillstand zu bringen.«
Uns allen war klar, daß die konventionelle Behandlung mir nicht helfen, mein Grundproblem nicht lösen und die Krankheit nicht würde besiegen können.

Erste Versuche mit geistig-spirituellen Therapiemöglichkeiten

Ich denke, wo ich nicht bin, also bin ich,
wo ich nicht denke ...
ich bin nicht da, wo ich das Spielzeug
meines Denkens bin;
ich denke an das, was ich nicht bin, dort,
wo ich nicht denke zu denken.

Lacan (aus David Hodge, »Saubere Arbeit«)

Auch an psychologische Hilfe hatte B. gedacht und zweimal in der Woche ein Gespräch mit einer Psychologin aus der psychosomatischen Abteilung der Klinik für mich organisiert. Er dachte wohl, daß ich bei der verdrehten Perspektive, die ich zu meiner Krankheit gehabt hatte (ich glaube, daß damals viele Leute an meinem Verstand zweifelten) und angesichts meiner Prognose dringendst psychologische Unterstützung nötig hätte.

Diese Psychologin, sehr sympathisch und geduldig, hörte mich jeweils etwa zwei Stunden an, bezog aber selbst keinerlei Stellung zu meinem Fall. Da ich noch nie bei einem Psychologen war (Prinzessinnen gehen ja schließlich nicht zum Psychologen!), wußte ich damals noch nicht, daß das meistens so ist.

Was mich im Gespräch mit ihr sehr erstaunte, war, daß sie, die doch um die Macht der menschlichen Psyche wissen mußte, so sehr an den schulmedizinischen

»Tatsachen« hing, daß sie gar nicht zulassen konnte, daß eine andere Prognose im Bereich des Möglichen war.

Einmal sagte sie mir beispielsweise, daß sie überzeugt sei, daß man Krankheiten wie Krebs zwar psychosomatisch herbeiführen könne, daß es aber unmöglich sei, diesen psychosomatischen Vorgang wieder zu korrigieren, also die Krankheit zu heilen.

Selbst in meinem damaligen Zustand und bei meinem Wissensstand fiel mir die mangelnde Logik und die totale Hilflosigkeit dieses Argumentes auf. Als ich ihr später erzählte, daß ich aus eigener Kraft meine Genesung anstrebte, sagte sie: »Ich denke, daß Sie sich viel zuviel aufladen. Ich an Ihrer Stelle würde nicht die Heilung anstreben, sondern um Lebensverlängerung flehen.«

An dem Tag ließ ich diesen Satz so stehen, als sie jedoch am nächsten Tag wiederkam, sagte ich ihr, ich hätte darüber nachgedacht und könnte mich mit diesem Satz nicht, aber auch gar nicht identifizieren. Sie entschuldigte sich und sagte, sie habe mich vor einem mich überfordernden, selbstzerstörerischen Kampf bewahren wollen. »Aber jetzt«, sagte sie dann und sah mich an, »sehe ich ein, daß ich Sie falsch eingeschätzt habe. Ich glaube, daß man Sie gar nicht schützen muß, ja, ich muß Ihnen sagen, ich bewundere Sie. Jetzt glaube ich, daß Sie auch die Stärke haben werden, Ihren Anspruch anzugehen. Außerdem habe ich schon viele Menschen in Ihrer Lage kennengelernt und habe auch in meiner psychosomatischen Abteilung mit Menschen zu tun gehabt, die selbstmordgefährdet waren, aber noch nie habe ich jemanden getroffen, dem der Gedanke an den Tod so fern war wie Ihnen. Ich habe den Tod nicht in Ihren Augen gesehen. Also, tun Sie, was Sie sich vorgenommen haben, und ich wünsche Ihnen alles Glück.«

Ich habe sie danach nicht wiedergesehen, aber mit diesem letzten Satz hat sie mir am meisten geholfen, mehr als durch ihr Zuhören und die geduldige Psychoanalyse.

Tatsächlich ging mir, als ich darüber nachdachte, auf, daß mir der Gedanke an den Tod noch nie so fern gewesen war, jetzt, wo ihn alle für mich befürchteten. Sowieso wunderten sich alle über meine lebensbejahende Einstellung. An diesem Tag las ich dann auch - sicherlich nicht zufällig - eine Passage in dem Buch »Grenzenlose Energie - das Power-Prinzip« von Anthony Robbins, das mich faszinierte.

Robbins stellte sich nämlich als Ausgangspunkt die Frage, was der Unterschied sei zwischen denen, die erreichen, was sie sich vornehmen, und denen, die scheitern, was der Unterschied sei zwischen denen, die handeln, und denen, die untätig bleiben. Warum, so fragte er sich, konnten manche Menschen über schreckliche, unvorstellbar schwere Erfahrungen hinweg, während andere ... ihr Leben in eine Katastrophe verwandeln, und warum konnten manche Menschen jede Erfahrung positiv nutzen, während andere daran zerbrechen?

Der Unterschied, so sagt er, liege einzig und allein in der Art und Weise, wie wir mit uns selbst kommunizieren und wie wir handeln. Dabei stieß er irgendwann auf eine Wissenschaft, die sich Neurolinguistisches Programmieren oder kurz NLP nennt. Dieses NLP wird als eine Möglichkeit angesehen, unser Gehirn systematisch zu programmieren. Sie propagiert, daß wir im Leben alles, wirklich alles erreichen können, was wir wünschen, wenn wir unser Gehirn und unser Unterbewußtsein optimal trainieren.

Er gab dabei in seinem Buch so phantastische Beispiele, was mit NLP erreicht werden konnte, daß ich sofort dachte: »Hier hast du eine Methode, die dir helfen kann.«

Wenn es wirklich möglich war, mit NLP alles zu erreichen, was ich wollte, dann wollte ich lernen, wie das vor sich ging. Robbins gibt in seinem Buch einige »Gebrauchsanweisungen« anhand von Beispielen.

Eine behandelt etwa, wie negative Bilder im Innern »umprogrammiert« werden können. Das versuchte ich sofort mit einem der Negativbilder aus meiner Vergangenheit. Obwohl ich mich an die Anweisungen hielt, klappte es jedoch nicht: Das Negativbild war nicht weg. Gerade fragte ich mich, wie ich jemanden finden konnte, der professionell mit NLP arbeitet, als eine Freundin anrief. Nach längerem Gespräch erzählte sie mir, daß sie eine ganz hervorragende Methode ausfindig gemacht habe, um mit ihren schweren Rückenbeschwerden fertig zu werden. Diese Methode nenne sich NLP! Und sie sei nach nur zwei Behandlungen bei einem NLP-geschulten Therapeuten beschwerdefrei gewesen, und zwar ohne jegliches Medikament!

Ich glaubte, meinen Ohren nicht zu trauen, als ich dies hörte. Gerade las ich zum ersten Mal von NLP, schon tat sich eine Lösungsmöglichkeit auf. Sofort ließ ich mir Adresse und Telefonnummer des Therapeuten geben, bei dem sie gewesen war. Als sie aufgelegt hatte, rief ich ihn an und machte einen Termin in zwei Wochen aus. Danach fühlte ich mich schon besser. Endlich glaubte ich, einen Weg gefunden zu haben.

Einige zentrale Tatsachen wurden mir in den Tagen, während ich weiter nach Lösungen suchte, sehr schnell klar:

1. Wenn mir jemand aus meinem derzeitigen Dilemma heraushelfen konnte, dann nur und ausschließlich ich selbst. Wenn nicht einmal meine Ärzte glaubten, irgend etwas für mich tun zu können, wie konnte ich dann Heilung von ihnen und ihren Therapien erwarten?
2. Angesichts meiner Prognose hatte ich nicht viel Zeit.
3. Die Heilungsmöglichkeit konnte ausschließlich im geistig-spirituellen Bereich liegen.

Ganz zu Anfang hatte mir jemand gesagt, daß es weltweit für mich nur einen einzigen Spezialisten gebe, dem alles über mich bekannt sei - und das sei ich selbst!

Mit dem, was ich bis jetzt wußte, kam ich zu der Einsicht, daß ich schnell einen Punkt finden mußte, an dem ich drehen und damit die ganze Entwicklung rückwärts laufen lassen konnte. Die Frage war nur, wo ich diesen Punkt finden sollte.

Zunächst einmal wußte ich, daß ich aufhören mußte, meine Behandlung und meine Genesungspläne in *andere* Hände zu legen; ich mußte selbst aktiv werden, so schwer mir dies auch im Moment körperlich noch wurde. Ich durfte mein Leben nicht bei meinen Ärzten abgeben und auch nicht, wie ich dies bisher getan hatte, bei meinem Mann. Natürlich war dies alles sehr bequem für mich gewesen und hatte mich spüren lassen, daß ich nicht allein war - helfen würde es mir jedoch nicht. Die Erleichterung, die ich empfunden hatte, als ich alles in die Hände meines Mannes gelegt hatte, hatte mich gar nicht überlegen lassen, was dieses Abgeben der Verantwortung für mich selbst und auch für ihn bedeutete.

Das heißt nicht, daß ich es schaffte, von heute auf morgen *alles* in die eigenen Hände zu nehmen. Aber ich begann, meine absolute Eigenverantwortlichkeit anzuerkennen, und entwickelte diese immer weiter. Dies sehe ich auch heute noch als einen wesentlichen Entwicklungsschritt an, den ich damals machen mußte. Ich hätte mich sonst aus diesem Karussell der für mich getroffenen Vermutungen, Diagnosen, Vorschriften, Prognosen und Behandlungsvorschläge nie befreien können.

Mein Mann, dem ich dies natürlich als erstem erzählte, war begeistert. Fortan, so formulierte er, sei ich der Herr über meine Genesung, ich entschiede, ob ich die vorgeschlagenen Medikamente einnehmen und Behandlungen durchführen wollte.

Diese Erkenntnis umzusetzen, dauerte jedoch etwas länger. Erst nach und nach wagte ich es, Behandlungsvorschläge abzulehnen und selbst Entscheidungen zu treffen. Außerdem fehlte mir ja auch zum damaligen Zeitpunkt noch die Möglichkeit, mit mir selbst kom-

munizieren und mich fragen zu können, was für mich das Beste sei.
Die Chance, nachhaltig etwas ändern und angehen zu können, ergab sich auch erst nach dem Klinikaufenthalt, denn solange ich dort war, war ich, so sehe ich es heute, in der Organisation, Atmosphäre und Schwingungsfrequenz eines »Kranken«hauses mit »Kranken«schwestern und anderen »Kranken« gefangen. Wie konnte ich da an Gesundheit denken?
Außerdem hatte ich damals noch die Überzeugung, je mehrgleisiger ich fahren würde, das heißt, je mehr Therapien ich erprobte, desto sicherer würde ich zum Ziel kommen. Immer schon sehr sicherheitsbedürftig konnte ich auch hier - jedenfalls zunächst - nicht über meinen Schatten springen.
Diese ganzen, sehr neuen Überzeugungen führten als erstes dazu, daß ich meinem Mann erklärte, ich wolle den Umzug in die Schweiz, der eigentlich für die nächsten Monate geplant gewesen war, bis auf weiteres verschieben. Ich wußte, daß ich meine Genesung nicht würde vorantreiben können, wenn ich mich gleichzeitig an eine neue Umgebung, neue Ärzte, neue Menschen, ein neues Haus und den damit verbundenen möglichen Hindernissen gewöhnen müßte.
Zum ersten Mal hatte ich dabei das Gefühl, *dran zu sein,* etwas absolut in die eigenen Hände zu nehmen. Mein Mann akzeptierte diese Entscheidung sofort, und meine Familie sah mit Erleichterung, daß ich, statt mich in ein tiefes Loch fallen zu lassen, wieder begann, an die Zukunft zu denken.

Strahlentherapie

Supertanker: Spezialschiffe zum Transport flüssiger Ladung. Die größten bisher gebauten haben zwischen 500 000 und 600 000 Tonnen Tragfähigkeit.

Meyers Lexikon

In den folgenden Tagen schon bekam ich die Gelegenheit, das, was ich mir angelesen hatte, umzusetzen, denn nun begann die Strahlentherapie.
Von dem, was diese Therapie im einzelnen ausmachte, hatte ich nur eine nebelhafte Vorstellung. Nur etwas war mir nach dem Besuch des Strahlenexperten im Gedächtnis geblieben: Er hatte mir erklärt, daß sich die Strahlung mit ultraharten Röntgenstrahlen, die man mir verabreichen wollte, im Verhältnis zu einer normalen Röntgenaufnahme etwa so verhalte wie ein Supertanker zu einer Spielzeugbadeente. Dies hatte mir eine ungefähre Vorstellung von der Stärke der Strahlung verschafft.
Schon vor der ersten Bestrahlung hatte ich mir eine Strategie (immer noch ganz kriegerisch denkend) entworfen, wie ich, wenn ich schon diese Behandlung über mich ergehen ließ, das Beste daraus machen und herausholen konnte. Nach dem, was ich bei Simonton gelesen hatte, wollte ich mir während der jeweiligen Bestrahlung ein Bild vorstellen, das den mit der Strahlung beabsichtigten »Vernichtungserfolg« unterstützen sollte, nämlich, daß die Krebszellen schmelzen »wie Butter in der Sonne«.

Jedesmal, wenn ich also ganz allein in dem Strahlenraum lag, gab ich während der vierzig Sekunden, in denen mich die Strahlen trafen, Befehle an diese Krebszellen: Schmelzt wie Butter in der Sonne! Dies tat ich so intensiv, daß ich wirklich das Gefühl hatte, die Zellen schmölzen dahin.
Gleichzeitig hatte ich mir überlegt, daß ich die gesunden Zellen irgendwie schützen mußte. Zwar wird, so gut wie möglich, alles mit Blei abgedeckt, was nicht bestrahlt werden soll, und die Röntgenstrahlen können auch millimetergenau plaziert werden, trotzdem hatte ich den Eindruck, selbst etwas zum Schutz der gesunden Zellen tun zu müssen und auch zu können.
Gleichzeitig mit dem Befehl zu schmelzen an die »kranken« Zellen gab ich deshalb immer den »gesunden« Zellen den Befehl, in Deckung zu gehen und sich zu schützen. Dabei »sprach« ich mit diesen Zellen wie mit einem menschlichen Gegenüber. Dies hatte ich noch nie getan. Ich war immer der Ansicht gewesen, daß dies nicht möglich sei. Außerdem hatte ich vor meiner Krankheit immer eine große Skepsis gegenüber allem gehabt, was wissenschaftlich nicht erklärbar war. Esoterik war mir ein Greuel und - obwohl gläubige Katholikin - glaubte ich nicht an Wunder und die Macht der menschlichen Psyche. Hätte mir jemand fünf Jahre früher erklärt, daß ich mich einmal mit der Macht des Unterbewußtseins beschäftigen würde, ich hätte ihn ausgelacht. Überheblicherweise glaubte ich, ich hätte dies nicht nötig und es sei zu nichts nütze! Heute erst ist mir klar, wieviel ich durch diese kurzsichtige Betrachtungsweise versäumt hatte und wieviel

innere Zufriedenheit und Ausgeglichenheit ich durch die Kommunikation mit mir selbst erfahren kann.
Dies war eine der großen Chancen, die ich durch meine Krankheit bekam: Ich, die sonst immer so seriös gewesen war, erlaubte mir plötzlich, alles für möglich zu halten, und ich fing an, an die Kraft des Unterbewußtseins zu glauben.
Im Grunde startete ich, was die Beschäftigung mit meinem Selbst anging, bei null. Ich hatte weder eine Ahnung von Mondphasen, von Pendeln noch von Wiedergeburt oder Energiearbeit. Selbst um relativ moderate Bücher wie Carnegies »Sorge dich nicht, lebe« hatte ich bisher einen großen Bogen gemacht. Für mich existierte, außer meinem Glauben, nichts, was ich nicht sehen oder beweisen konnte - Punkt.
Die ungeheure Energie, die in jedem Menschen steckt, kann ich erst heute ermessen. Daß es Mittel und Wege gibt, an die eigenen Ressourcen heranzukommen, daß ich diese Wege erfahren und gehen durfte und noch darf, dafür bin ich sehr dankbar.
Die Strahlentherapie brachte mich zum ersten Mal seit meiner Diagnose in Kontakt mit anderen Betroffenen. Am Anfang bekam ich von ihnen zwar sehr wenig mit, weil ich im Bett hinuntergeschoben und wieder heraufgeholt wurde, während die Mehrzahl der anderen Patienten ambulant kamen und im Warteraum saßen. Nachdem ich jedoch nach ca. eineinhalb bis zwei Wochen im Rollstuhl hinuntergefahren wurde, hatte ich bald Gelegenheit, hin und wieder ein Gespräch zu führen, während wir alle warteten.
Dabei fiel mir die überwiegend vorherrschende, tiefe

Resignation und die Ergebenheit der Menschen in ihre Situation auf. Diese ausgesprochen pessimistische Atmosphäre hat mich immer wieder geschockt und mich mehr belastet als die Strahlen selbst.
Schon in den ersten Tagen der Bestrahlung (insgesamt bekam ich ca. zehn), als ich noch im Bett lag und wartete, daß ich hineingeschoben wurde, war mir eine ältere Frau, ebenfalls im Bett, aufgefallen. Da sie - augenscheinlich von einer Chemotherapie - keine Haare und keine Augenbrauen und Wimpern mehr hatte und ein Klinikhemd trug, konnte ich nicht einmal erkennen, ob sie ein Mann oder eine Frau war. Von ihrem Anblick war ich aber so geschockt, daß ich meinen Mann bat, mein Bett herumzudrehen, so daß ich sie nicht sehen mußte. Ich sprach auch nicht mit ihr. Als ich sie das nächste Mal sah, war ich bereits im Rollstuhl. Ich wollte ohne ein Wort an ihr vorbeifahren, als sie mich auf einmal bei meinem Namen ansprach und mich zu sich rief. Zögernd näherte ich mich ihr, da ich vor ihrem Anblick immer noch zurückschreckte.
»Woher kennen Sie meinen Namen?« fragte ich sie.
Sie sagte: »Ich habe beim letzten Mal gehört, wie Sie aufgerufen wurden, daher weiß ich, wie Sie heißen. Ich sehe, daß es Ihnen besser geht. Ich bin so froh darüber. Sie sind doch noch so jung.«
»Ja, mir geht es schon besser«, sagte ich, »und wie geht es Ihnen?«
Da erzählte sie mir unter Tränen, daß ihre ganze Luft- und Speiseröhre befallen sei und sie in den letzten Wochen drei Operationen über sich hatte ergehen lassen müssen sowie eine furchtbare Chemotherapie. (Nicht

gerade dazu angetan, mir Mut für die mir bevorstehende zu machen!) Nichts habe ihr geholfen, und die Ärzte hätten ihr keine Hoffnung mehr gemacht. Da sie allein lebe und nur ihre Tochter sie jeden Tag für eine Stunde besuche, könne sie sich bald nicht mehr allein versorgen. So verzweifelt, hilflos und voller Angst war sie, daß mein Mann sagte: »Wissen Sie, ich habe oben ein Buch, das ich Ihnen geben möchte, das wird Ihnen sicher helfen (er meinte damit den Simonton). Es beschreibt, was man selbst tun kann, um gesund zu werden. Soll ich es Ihnen holen?«

»Ach«, sagte sie, »ich bin schon so krank, daß ich nicht mehr lesen und mich auf ein Buch konzentrieren kann.«

»Dann bitten Sie doch Ihre Tochter, die täglich eine Stunde kommt, Ihnen daraus vorzulesen!« sagte mein Mann.

»Das geht nicht«, antwortete sie, »meine Tochter hat drei Kinder und kaum Zeit, sie kommt immer nur, um mich zu waschen, dann geht sie wieder. Und außerdem, wissen Sie, hat das ganze ja doch keinen Zweck mehr. Aber ich danke Ihnen für Ihre Mühe.«

Da ich nun an der Reihe war, mußten wir das Gespräch abbrechen. Auf dem Weg zurück zur Station sagte mein Mann: »Ist dir der Unterschied zwischen dir und dieser Frau klargeworden? Hier hast du jemanden, der sterben will und sich praktisch schon von der Welt verabschiedet hat.«

Darüber mußte ich lange nachdenken. Es war also anscheinend wichtig, immer nach vorn zu blicken und dem Leben in meinen Gedanken soviel Raum wie möglich zu geben.

Als wir die Frau am nächsten Tag unten sahen, schob mein Mann meinen Rollstuhl zu ihr.
»Wissen Sie«, sagte er zu ihr, »Sie haben meiner Frau gestern mit dem, was Sie gesagt haben, sehr geholfen.«
»Womit denn?« fragte sie erstaunt.
Hier erspürte ich, daß mein Mann, der immer sehr direkt war und nicht daran dachte, daß er andere verletzen könnte, ihr geradeheraus sagen wollte, daß sie mir den Unterschied klargemacht habe zwischen jemandem, der sterben, und jemandem, der leben will.
Mir selbst aber tat diese Frau so leid, daß ich sie vor dieser, wie mir schien, Grausamkeit meines Mannes bewahren wollte. So fiel ich ihm ins Wort und sagte: »Weil Sie so nett zu mir waren.« Wieder kamen ihr die Tränen. Ich hatte das Gefühl, daß ihr nicht oft jemand gesagt hatte, daß sie nett sei.
Heute weiß ich, daß ich damals meinem Mann nicht hätte ins Wort fallen sollen. Vielleicht hätte der Schock, den seine Worte ausgelöst hätten, ihr bewußt gemacht, daß sie sterben wollte, vielleicht hätten sie eine Umkehr bei ihr bewirkt. Heute weiß ich, daß ich nichts erreichen kann, wenn ich zu Menschen nur aus Mitleid und um sie zu schützen nett bin. Mit diesem Mitleid verachte ich sie emotional und raube ihnen Energie. Damals aber, aus meinem Helfersyndrom heraus, glaubte ich, so handeln zu müssen. Ich habe sie danach nicht wiedergesehen, aber sie hat mir gezeigt, wie ich die Sache *nicht* angehen durfte.
Die ganze Strahlentherapie war lange nicht so nebenwirkungsarm, wie mir berichtet worden war. Innerhalb

der ersten vier Tage war ich jedesmal nachher so erschlagen, daß ich sofort schlafen mußte. Auch bekam ich unerträgliche Kopfschmerzen und mir wurde so übel, daß ich gar keinen Appetit mehr hatte und nur noch flach im Bett lag. Die Kopfschmerzen machten B. stutzig, da er von dem Szintigramm wußte, daß ich auch Schädelmetastasen hatte. Deshalb wollte er am Ende der Woche eine Computertomographie des Schädels machen. Daß dabei festgestellt werden könnte, daß auch das Gehirn befallen war, versetzte mich in eine solche Panik, daß ich versuchte, mich vor dieser Untersuchung zu drücken. (Wieder meine alte Taktik, den Kopf in den Sand zu stecken!)
Schließlich ließ ich sie aber doch vornehmen und war - obwohl dabei wirklich Metastasen am Schädelknochen gefunden wurden - erleichtert, daß das Gehirn selbst unversehrt war. Ich hatte das unsinnige Gefühl, daß ich mit Knochenmetastasen besser fertig werden würde als mit einem Gehirntumor.
B. war dann auch klar, daß meine Kopfschmerzen von der Strahlentherapie kamen, und verschrieb mir für die zweite Woche Medikamente, die mir die Übelkeit nahmen. Außerdem nahm ich immer nach der Bestrahlung ein Aspirin und wurde deshalb nicht müde. Am Tag der Computertomographie bekam ich einen Krankenhauskoller und wollte nur noch raus da. So ging ich an Krücken für eine Nacht nach Hause, fühlte mich aber so schwach, daß ich freiwillig am nächsten Tag wieder in die Klinik zurückfuhr und dort noch eine Woche blieb. Diese eine Nacht zu Hause hatte mir jedoch einen Ausblick auf ein »normales« Leben gege-

ben und mir bewußt werden lassen, daß es auch ein Leben außerhalb der Klinik gab.
Langsam wurden meine Oberschenkelmuskeln von der Krankengymnastin wieder aufgebaut, ich hatte aber noch Wochen nach der Operation das Gefühl, daß ich wieder lernen mußte zu gehen. Auch auf die Krücken fühlte ich mich angewiesen.
Das war im wesentlichen die Situation, als mich meine Freundin N. erneut darauf aufmerksam machte, daß ich diese Frau, ich nenne sie D., aus Köln anrufen müsse, da sie die einzige sei, die mir helfen könne.
Bisher hatte ich den Rat meiner Freundin nicht befolgt, da ich zu skeptisch gewesen war.
Aufgebracht darüber und weil meine Freundin den Eindruck hatte, mir laufe die Zeit davon, rief sie D. schließlich selbst an, erzählte ihr von mir und führte mich sozusagen bei ihr ein.
D. sprach dann mit meinem Mann am Telefon und verabredete, daß sie mich in der letzten Woche meines Klinikaufenthaltes besuchen wollte. Die erste Frage, die sie ihm stellte, war, ob ich die Krankheit als schweren Schicksalsschlag oder als große Chance sehe. Er antwortete: »Als großen Schicksalsschlag schon nicht mehr, aber auch noch nicht als große Chance.« Daraufhin erklärte sie sich bereit zu kommen und fuhr am darauffolgenden Mittwoch mit dem Zug von Köln nach München zu mir in Krankenhaus. Und so sah ich zum ersten Mal diese Frau, die meine ganze bisherige Strategie und vieles von meinem bisherigen Denken innerhalb von zwei Stunden ins Wanken bringen sollte.

Die Chance

»Sieh's doch mal so«, sagte sie.
»Du hast eine Chance, noch mal ganz
von vorn anzufangen.
Ein neuer Ort, neue Leute, neue Aussichten.
Klar Schiff. Schau, wenn du neu anfängst,
kannst du tun, was du willst.«

E. Annie Proulx, »Schiffsmeldungen«

Skeptisch erwarteten wir zu zweit, bis sie kam. Besonders mein Mann, da sie bereits am Telefon zu ihm gesagt hatte, der Anlaß für meine Krankheit sei er gewesen.

Ich erwartete weder eine Wendung noch eine umwälzende Erfahrung.

Obwohl N. uns schon berichtet hatte, daß D. nichts, aber auch gar nichts von einem Guru oder Geistheiler oder ähnlichem habe, blieb doch das Mißtrauen. Hätte sie auch nur im entferntesten wie eine Esoterikerin oder eine Sektiererin oder ein Guru gewirkt, hätte ich mich nie auf sie eingelassen. Bevor sie kam, hatte sie mich am Telefon um eine Handschriftenprobe per Telefax gebeten. Sie wollte mir nämlich, wie sie sagte, etwas mitbringen, und dazu brauchte sie die Probe.

Während dieses Telefongespräches sagte sie mir auch etwas, was mich beschäftigte: »Glauben Sie nur nicht«, sagte sie, »daß ich Ihnen helfen kann. Wenn Sie das erwarten, ist es Verschwendung, daß ich zu Ihnen komme. Helfen kann Ihnen keiner außer Sie selbst. Ich kann Ihnen eine Brücke bauen, die Ihnen eine Wende ermöglicht, oder Ihnen zeigen, was Sie tun können, aber über die Brücke müssen und werden Sie ganz allein gehen.«

Das hörte sich für mich so an, als ob sie mir etwas Neues, ganz anderes vermitteln wollte.

So erwarteten wir sie an diesem Nachmittag mit Spannung, aber eben auch mit mißtrauischer Distanz.

Herein kam eine großgewachsene, blonde, elegant gekleidete und sehr fröhliche Frau, etwas älter als wir, mit aufrichtigem Blick und sicherem Auftreten. Dies war erst einmal so verschieden von dem Bild, was wir uns von ihr gemacht hatten, daß wir wirklich überrascht waren. Es sollte an diesem Nachmittag nicht die einzige Überraschung bleiben.

Was sie nämlich als erstes sagte, nachdem sie sich gesetzt hatte, war: »Das ist ja ein tolles Spielchen, das Sie sich hier ausgedacht haben! Da haben Sie ja eine wundervolle Methode gefunden, alle in Ihrer Umgebung unter Druck zu setzen. Und alle, alle spielen mit! Was für ein schönes Machtspiel!«

Mein erster Gedanke, als ich das hörte, war: Was erlaubt diese Frau sich bloß. Hier liege ich, todkrank, und sie wagt es zu sagen, dies sei alles nur ein Spielchen. Und was ich noch dreister fand: Sie unterstellte mir nicht nur, daß ich meine Krankheit gewollt und selbst herbeigeführt hatte, sondern auch noch, daß ich dies getan hatte, um Macht über meine Umgebung zu erlangen! Unglaublich!

Alles, was D. an diesem Nachmittag zu uns sagte, stellte unsere bisherige Sichtweise total auf den Kopf. »Sie haben sich«, sagte sie zu mir, »bisher als Batterie für ihren Mann betätigt, haben ihm Wärme gegeben, die er mehr als alles suchte, und Energie. Was Sie dabei nicht bemerkt haben ist, daß Sie sich dadurch völlig energetisch entleert haben, solange, bis Sie keine Energie mehr hatten. Sie haben sich im Sommerschlußverkauf angeboten. Dies ist aber weder das, was Ihr Mann langfristig braucht, noch können Sie so weitermachen. Sie müssen Ihrem Mann die Batterie abziehen, er muß sich selbst Energie verschaffen. Ihr Akku ist leer. Der Krebs hat Ihnen nun eine große Chance gegeben, und wenn Sie aus dieser Chance lernen wollen, die Sie bekommen haben, dann müssen Sie als erstes aufhören, gegen sich selbst Krieg zu spielen.

Bei Ihnen ist diese Krankheit ein Zeichen dafür, daß Sie gegen sich selbst Krieg führen. Ich sehe«, sagte sie dann, meinen Computerausdruck *Meine Truppen werden siegen* an der Wand betrachtend, »daß Sie schon bei der nächsten Kriegsstrategie sind, nämlich der, den Krebs zu bekriegen. Damit müssen Sie als allererstes aufhören! Diese Krebszellen sind doch ein Teil Ihres Körpers, oder?« Ich nickte. »Wenn das aber stimmt, wie soll es dann möglich sein, das Problem zu lösen, indem ich gegen meinen eigenen Körper Krieg führe und einen Teil meiner Zellen vernichten will? Sie haben diese Zellen aus einem bestimmten Grund, ich weiß noch nicht genau, aus welchem, aber Sie werden sie ganz bestimmt nicht los, wenn Sie sie bekriegen.

Wenn Sie sich dagegen mit ihnen aussöhnen, werden sie von alleine gehen.«

All das, was sie vorbrachte, war mir zwar vollkommen fremd, sprach aber sofort etwas in mir an. Besonders leuchtete mir ihr Argument mit dem Kriegführen ein. Mir war zwar überhaupt nicht klar, wie ich es anstellen sollte, mich mit meinen Krebszellen zu versöhnen, aber daß dies eine bessere Methode sein mußte, als Krieg im eigenen Körper zu führen, fand ich überzeugend.

Mein Mann, der eigentlich mit den Kindern einen Ausflug hatte machen wollen, hörte fasziniert zu. Später erzählte er mir, er habe sich einfach nicht dazu durchringen können zu gehen, so sehr war er interessiert.

Es schien uns, als ob D. alle Tatsachen einfach umdrehte! Ich war nicht das Opfer, sondern ich war selbst Täterin! Den Krebs sollte man nicht bekämpfen, sondern sich mit ihm aussöhnen und ihn anerkennen! Wärme geben war nicht positiv, sondern man verkaufte sich damit im Sommerschlußverkauf! Was für Sichtweisen waren denn das? Das war eine 180-Grad-Wende gegenüber allem, was ich bisher geglaubt hatte.

Das Erstaunlichste war jedoch das, was danach kam: »Sie können nun«, sagte sie, »den Weg, den Sie gehen wollen, selbst wählen. Entscheiden Sie sich, über die Brücke zu gehen und für das Leben, so ist das schön. Entscheiden Sie sich jedoch für den anderen Weg, den Tod, so ist das für mich auch in Ordnung. Alles, was Sie sich entscheiden zu tun, ist für mich in Ordnung, aber entscheiden Sie sich! Sie haben immer eine Wahl. Lassen Sie sich nicht einreden, Sie hätten keine Wahl oder keine Chance. Wenn Sie eine Chance haben wollen, dann werden Sie eine haben! Sie sind selbst Opfer, Täter und Heiler in einer Person. Für Ihre Entscheidung gebe ich Ihnen nur eines zu bedenken: Wollen Sie jetzt gehen, dann gehen Sie, verlassen Sie diese Welt. Das Leben stirbt sowieso nicht, das Leben ist immer eine Ewigkeit. Da Sie aber, wenn Sie jetzt gehen, das, was Sie jetzt lernen sollten, nicht gelernt haben, werden Sie bei Ihrem nächsten Auftritt genau an diesem Punkt wieder anfangen. Warum also nicht hier und jetzt das Problem lösen?«

Hier war schon wieder so eine Ungeheuerlichkeit! Nicht nur sagte sie mir, wenn ich sterben wolle, na dann bitte schön. Das hatte mir noch keiner gesagt. Sie unterstellte aber auch, daß ich im Falle meiner nächsten Geburt mit dem gleichen Problem wieder konfrontiert werden würde.

Noch nie hatte ich über die Möglichkeit einer Wiedergeburt auch nur nachgedacht. Mein erster Impuls war, die Vorstellung von Reinkarnation einfach rundweg abzulehnen. So lange lebte ich mit der katholischen Lehre von einem Leben, einem Sterben, daß ich es sehr schwer fand, hier eine gedankliche 180-Grad-Drehung zu machen und mich mit der Idee vom ewigen Leben vertraut zu machen.

Dann sagte ich mir jedoch: »Augenscheinlich gibt es mehr Dinge zwischen Himmel und Erde, als du bisher angenommen hast. Warum läßt du die Frage nicht einfach offen. Möglich, daß es das gibt, aber auch möglich, daß es das nicht gibt. Wenn sie recht hat, so gibt es eigentlich keinen Grund, warum du das, was du lernen solltest, nicht hier und jetzt lernen sollst.«

Ich glaube heute, daß dies eine der ersten Konsequenzen meiner Begegnung mit D. war: Für mehr Dinge offen zu sein und mehr Dinge für möglich zu halten. Was sie in diesem Moment tat, war etwas zum damaligen Zeitpunkt für mich sehr Kostbares: die Wahlmöglichkeit, die die Prognosen der Ärzte mir genommen hatten, gab sie mir zurück. Zwar hatte ich auch vorher eine leise Ahnung, daß der Mensch bis zum letzten Atemzug eine Wahl hat zu leben oder nicht. Richtig bewußt wurde es mir jedoch erst in diesem Augenblick. In diesem Augenblick erst akzeptierte ich die Tatsache, daß die Entscheidung darüber, was mit mir geschehen sollte, allein bei mir lag. Nicht bei den Ärzten und nicht bei meinem Mann, nicht bei meinen Eltern und nicht bei meinen Kindern.

D. erzählte uns dann, daß sie selbst erst durch einen Autounfall, nach dem sie achtzehn Minuten klinisch tot gewesen war, drei Wochen im Koma gelegen hatte und mit der Diagnose Rollstuhl und vier Jahre Rehabilitation allein gelassen worden war, ihre Botschaft und ihr Bewußtsein entwickeln konnte.

»Mit dem Tod bekannt geworden und zurück ins Leben«, sagte sie, »wo die Medizin mir nicht mehr weiterhelfen konnte, habe ich mein geistig-moralisches Bewußtsein verändert. Dabei erkannte ich die Energiequelle, die jeder Mensch in sich hat und die auch mich geheilt hat. Seitdem betrachte ich es als meine Aufgabe, diese Erfahrung weiterzugeben.«

Trotz des ernsten Themas machte sie einen sehr fröhlichen Eindruck. Sie lachte sehr viel, und wir mit ihr. Nur einmal wurde sie wieder ernst, als ich auf ihre Frage, was denn meine Kinder zu der Sache gesagt hätten, antwortete: »Ich habe es ihnen noch gar nicht erzählt. Ich befürchte, sie werden es nicht verstehen, sie sind doch noch so klein. Außerdem will ich sie vor diesem großen Schock bewahren.«
»Da bin ich ganz anderer Ansicht«, sagte sie. »Kinder sind unsere Botschafter auf Erden, sie sind stärker und wissen mehr, als wir annehmen. Wir haben uns nur ein Programm zurechtgelegt, daß wir sie beschützen und vor allem bewahren müssen. In Wirklichkeit haben Sie nämlich keine Angst davor, die Kinder zu schockieren. Sie haben eine Heidenangst vor sich selbst, davor, es ihnen sagen zu müssen, und vor ihrer Reaktion darauf. Sie müssen es Ihren Kindern sagen, sonst kann ich nicht mit Ihnen arbeiten. Vertrauen Sie sich selbst, und vertrauen Sie vor allem Ihren Kindern. Sie werden sehen, wie wunderbar Sie sich fühlen werden, wenn Sie sich überwunden haben und es ihnen gesagt haben. Das wird unheimlich viel Energie in Ihnen freisetzen.
Außerdem werden Sie sehen, wie großartig Ihre Kinder reagieren werden. Dies wird auch Ihr Verhältnis zu den Kindern verändern.«
Zum Schluß schlug sie mir vor, nach Köln zu kommen, um dort mit ihr zu arbeiten, und zwar direkt in der Woche nach meiner Entlassung. Dies kam mir so unerwartet schnell vor, daß ich mich hinter dem Argument verschanzte, ich könne noch nicht absehen, ob

ich dann schon kräftig genug sei, diese lange Reise zu wagen.

»Das ist keine Frage der Kraft«, sagte sie, »sondern des Willens. Wenn Sie kommen wollen, werden Sie auch kommen, ob Sie sich nun schwach fühlen oder nicht.«

Wir verabredeten also einen Termin für die kommende Woche.

Als Geschenk hatte sie mir eine kleine Flasche mit Aurasomaöl in leuchtendem Orange mitgebracht, die sie nach meiner Handschriftenprobe ausgewählt hatte. Aurasoma ist eine Lotion, die aus Bachblüten gewonnen wird. Die orange Farbe hatte sie für mich ausgewählt, weil Orange die Schockfarbe war und ich mich gegen den erlebten Schock damit einreiben sollte.

Bevor sie ging, gab sie mir den Rat, mir, bis ich zu ihr kommen würde, immer wieder die Farbe Grün vorzustellen und quasi einzuatmen.

Nachdem sie gegangen war, sprachen mein Mann und ich über das, was sie uns erzählt hatte. Beide waren wir zwar fasziniert, aber auch immer noch sehr skeptisch. Vor allen Dingen hatten wir Zweifel an der Wirksamkeit ihrer Arbeit. Dies wurde noch dadurch verstärkt, daß wir in dem Gespräch mit ihr gar nicht genau herausbekommen hatten, was sie mit mir vorhatte. Andererseits hatte sie aber auch viele Dinge gesagt, die uns revolutionär und zum Teil auch einleuchtend erschienen. So überlegte ich hin und her, ob ich den Termin einhalten und nach Köln fahren sollte. Schließlich sagte mein Mann zu mir: »Weißt du, schaden kann sie dir ja auf keinen Fall. Es könnte dir aber etwas bringen. Meiner Meinung nach solltest du es versuchen.«

So buchten wir für die kommende Woche ein Doppelzimmer in Köln für zwei Nächte.

Vorher stand mir aber noch eine gewaltige Hürde bevor. Denn ich hatte nach dem Gespräch beschlossen, mit meinen Kindern zu reden.

Wie sag ich's meinen Kindern?

Tja, meinte Quoyle, sie wären
doch nur Kinder. Kinder sollten vor dem
Wissen um den Tod bewahrt werden.
Und was sei mit Bunnys Alpträumen?
Die könnten schlimmer werden.
»Aber, mein Lieber, wenn sie nicht wissen,
was der Tod bedeutet, wie können sie
dann die tieferen Seiten des Lebens verstehen?
Die Jahreszeiten und die Natur
und die Schöpfung?«

E. Annie Proulx, »Schiffsmeldungen«

Die Kinder hatten bisher von der Dramatik der Situation noch nicht allzuviel mitbekommen. Zwar war mir klar, daß sie spürten, daß mehr im Gange war, als man ihnen gesagt hatte. Sie fragten jedoch nichts. Bisher war ich für sie am Bein operiert worden und würde bald wieder zu Hause sein, und alles wäre beim alten - basta.

Lediglich ein Satz meines älteren Sohnes, damals sieben Jahre alt, hatte mich darauf aufmerksam gemacht, daß er mehr ahnte, als ich annahm. Als er nämlich das Bild mit dem Storch und dem Frosch sah, das mein Mann an der Zimmerwand in der Klinik aufgehängt hatte, wie der Frosch trotz seiner fatalen Lage den Storch würgte, sagte er: »Papi, ich glaube, daß dieser Storch Mamis Krankheit ist und daß Mami der Frosch ist, der sich nicht fressen lassen will.« Dieser Satz verdeutlichte, daß er an meine Beingeschichte eh nicht glaubte; ich sagte aber damals nichts dazu.

So gern ich es auch gehabt hätte, daß mich meine Kinder weiter als ihre quasi unsterbliche, über allem stehende Mutter sahen, so klar wurde mir, daß ich ihnen reinen Wein einschenken mußte. Und D. hatte recht gehabt: Ich hatte nicht Angst um sie, ich hatte Angst um mich, daß sie sich von einer Mutter, von der sie sich nun ein ganz anderes Bild würden machen müssen, merklich distanzierten.

So schob und schob ich auch diese Angelegenheit immer weiter vor mir her. Zuerst meinte ich, daß ich es ihnen in der Klinik auf keinen Fall sagen konnte, wegen der schlechten Atmosphäre etc. pp. Aber auch als ich schließlich entlassen wurde und zu Hause mannigfaltig Zeit und Gelegenheit hatte, mit ihnen zu sprechen, drückte ich mich weiter davor. Mein Mann verhielt sich abwartend und sagte nichts dazu. Meine Mutter meinte, ich könne es ihnen auf keinen Fall sagen, sie seien doch noch so klein.

Dies war der Stand der Dinge, als ich meinen Termin bei dem NLP-Therapeuten mit meinem Mann wahrnahm. Er war ein ruhiger, einfühlsamer und vertrauenerweckender Mann, etwa so alt wie ich.

Ich erinnere mich noch genau, was er sagte, als wir ihm die Situation schilderten.

»Ach«, kam es von ihm, »Frau Sanders hat also Bekanntschaft mit dem Schicksal gemacht.«

Und, als er das Ausmaß meiner Erkrankung verstan-

den hatte: »Was wollen Sie dann hier? Was kann ich für Sie tun?«
Ich erzählte ihm, daß ich Robbins Buch gelesen habe und mich seine These, daß der Mensch zu allem imstande sei, wenn er nur wolle, fasziniert habe.
Er verstand sofort, worauf ich hinauswollte.
»Gut«, sagte er dann, »ich werde mit Ihnen arbeiten. Ich kann Ihnen nichts versprechen. Das einzige, was ich weiß, ist, daß ich Ihnen die Angst nehmen kann. Für alles übrige werden wir sehen.«
Dann sagte er, als Beginn solle ich jeden Abend vor dem Einschlafen etwa zehn Minuten die Gedanken, die mich beschäftigten, auf ein Blatt Papier schreiben, einmal, um sie nicht mit in den Schlaf zu nehmen, und auch, um sie mir bewußter zu machen.
Dann fragte er mich, welche Farbe für mich das Wort Versöhnung habe. Nach einigem Zögern antwortete ich: »Himmelblau.« Auf seine Frage, welche Farbe ich dem Wort »Frieden« zuordnen würde, sagte ich: »Rosa.«
»Dann«, sagte er, »sollten Sie sich jetzt hundert im Durchmesser etwa fünf Zentimeter große Punkte ausschneiden, die Hälfte in Rosa und die andere Hälfte in Himmelblau. Die kleben Sie an die Decke über Ihrem Bett.«
Zum Schluß des Gesprächs kam das Thema - ich weiß heute nicht mehr wie und warum - auf meine Kinder. Auch ihm erzählte ich, daß ich es ihnen bisher noch nicht gesagt hatte, und wollte wissen, was mit mir los sei.
Wie D. war er aus ganz ähnlichen Gründen der An-

sicht, daß ich es ihnen unbedingt sagen mußte, und zwar auch noch vor dem ersten Termin bei ihm, den wir für die kommende Woche verabredeten.

Da ich nun schon zum zweiten Mal Argumente gehört hatte, die ich im Grunde akzeptierte, nahm ich mir vor, noch an diesem Nachmittag mit den Jungen zu sprechen - da ich ja auch am übernächsten Tag nach Köln fahren wollte!

Ich weiß noch, wie angstvoll und nervös ich die beiden an diesem Nachmittag zu mir rief. Sie legten sich zu mir ins Bett und warteten gespannt, was ich ihnen zu erzählen haben würde.

In so einfachen Worten wie möglich erklärte ich ihnen die Situation. Ich hatte dabei den Eindruck, daß sie sehr gut verstanden, was ich ihnen sagte, besonders der ältere. Der Kleine schmiegte sich an mich und horchte, wie mir schien, mehr dem Klang meiner Stimme.

Irgendwann reckte er den Kopf und sagte: »Mami, wenn du stirbst, dann werden wir aber weinen.«

Darauf sagte der Ältere: »Aber Mami wird bei uns bleiben!«

Und ich dachte immer nur: Bloß nicht weinen. Bloß nicht weinen. Bloß nicht weinen.

Beide wirkten sie ungeheuer erleichtert, als ich ihnen sagte, ich wolle alles tun, um bei ihnen bleiben zu können. Ich erinnere mich, daß der Große daraufhin sagte: »Dann ist ja alles in Ordnung, Mami.« So, als ob allein mit meiner Absichtserklärung das Problem schon gelöst sei.

Was mir während des Gesprächs - wenn ich es heute

Revue passieren lasse - auffiel, waren zwei Dinge. Einmal suchten beide Kinder meine Nähe und distanzierten sich in keiner Weise von mir. Im Gegenteil, sie wollten mir beide zeigen, daß sie bei mir sein und mich unterstützen wollten. Damit verhielten sie sich, ebenso wie mein Mann, ganz anders als erwartet.
Zum zweiten erstaunte es mich, daß sie mit meiner Versicherung, da zu bleiben, das Ganze als gelöst ansahen. Sie waren praktisch die ersten Menschen, die an mich glaubten, und machten mir soviel Mut damit, daß ich mich ihnen so nah fühlte wie nie. Sie waren so wunderbar, und ich liebte sie so sehr.
Heute bin ich überzeugt, daß meine Kinder damals schon das sichere Gefühl hatten, daß ich sie nicht verlassen würde. Durch dieses Gespräch bekam ich eine solche Kraft, einen solchen Motivationsschub, eine solche Energie, daß ich selbst danach an die Möglichkeit einer Genesung glaubte.
Aus heutiger Sicht ist deshalb dieses Gespräch mit meinen Kindern für mich der erste Schritt zu meiner Genesung.
Diese damalige Situation hat unser Verhältnis zueinander sehr verändert. Heute sehe ich meine Kinder mehr als Partner an und lege großen Wert auf ihre Meinung, auch wenn sie immer noch »nur« sechs und neun Jahre alt sind.
Erleichtert, daß ich mich überwunden und es Ihnen gesagt hatte, und glücklich über ihre Reaktion, konnte ich mich nun ins Ungewisse stürzen und am übernächsten Tag nach Köln fahren.
Am nächsten Tag hatte ich jedoch noch das Abenteuer

meiner ersten Chemotherapie zu überstehen. Obwohl ich mich vorher vor Angst fast verrückt machte, stellte sich in diesem Fall die Vorhersage des Gynäkologen als absolut korrekt heraus. Die einzige Nebenwirkung war Müdigkeit. Auch nach den weiteren Injektionen, die mir einmal pro Woche in der Praxis von F. verabreicht wurden. Ich behielt all meine Haare, und schlecht wurde mir auch nicht. Ich hatte mich einmal wieder ganz ohne Grund so verrückt gemacht. Zwar bemerkte ich direkt, wenn die giftorange Flüssigkeit durch meine Vene tropfte, wie stark dieses Zeug war, denn fünf Minuten später war ich schon so müde, als habe mir einer mit dem Holzhammer auf den Kopf gehauen. Am nächsten Tag jedoch fühlte ich mich schon wieder ganz wohl. Und so konnte ich mit meinem Mann die Reise nach Köln antreten.

Gespräche

»Worauf ich hinauswill ist, daß sie vielleicht auf eine Art sensibel ist wie sonst keiner von uns. Für Dinge empfänglich, die wir nicht mitkriegen. Solche Menschen gibt's.«

E. Annie Proulx, »Schiffsmeldungen«

In einer eleganten Wohnung in Junkersdorf, in der sie auch ihr Büro hat, empfing uns D. schließlich. Nach einem kurzen Gespräch mit ihr verabschiedete sich mein Mann, um im Hotel einzuchecken.

Aufgrund meiner Skepsis ihr gegenüber ließ ich sie am Anfang fast ausschließlich allein reden. Wieder konnte ich spüren, wieviel Kraft und Energie in ihr steckte. Dies sagte ich ihr auch.

»Dann«, sagte sie, »wollen wir zuerst messen, wieviel Energie Sie noch haben.«

Sie holte ein kleines, wie sie sagte »hochspezifisches Frequenzgerät« und ein Manuskript mit ziemlich vielen Seiten. Während sie die Messung durchführte, hielt sie meinen Puls. Gleichzeitig blickte sie auf eine Zahlenreihe in ihren Unterlagen.

»Sie haben nur noch fünf Prozent Energie von möglichen hundert Prozent«, sagte sie schließlich. »Das ist das Ergebnis des Sommerschlußverkaufs, den Sie mit Ihrer Energie betrieben haben. Sie müssen sofort damit aufhören, ihre ganze Umgebung mit Energie zu speisen, vor allen Dingen Ihren Mann. Bleiben Sie bei sich, erkennen Sie alle anderen Menschen als das an, was sie sind, nämlich als Menschen, aber lassen Sie sich keine Kraft und Energie mehr abzapfen. Das ist tödlich für Sie!

Sie haben die Wärme, die Sie anderen gegeben haben, mit Liebe verwechselt. Wenn ich denke, daß ein anderer meine Wärme braucht, dann erkenne ich doch gleichzeitig nicht an, daß er selbst sich genug Wärme geben kann, das heißt, ich mißachte ihn und unterschätze ihn. Damit verschwende ich meine Energie und stehle ihm seine.

Da jeder Ihnen anmerkte, daß man bei Ihnen Energie abziehen konnte, hat Ihre ganze Umgebung von Ihrer Batterie gesaugt. Aber wie wir eben gesehen haben, ist diese Batterie jetzt nahezu leer. Sie können jetzt niemanden mehr mit Energie versorgen, nur noch sich selbst. Wenn Sie merken, daß Sie emotional reagieren mit Mitleid, Schrecken, Angst, Horror, Neid, Eifersucht, aber auch mit übermäßiger Freude, jedesmal also, wenn Sie emotional ›anticken‹, positiv wie negativ, fragen Sie sich sofort, wo dieses Gefühl im Körper sitzt, seinen Platz hat. Haben Sie diesen Platz gefunden, fragen Sie Ihre Zellen an dieser Stelle, welche Farbe sie brauchen. Diese Farbe atmen Sie dann genau an diese Stelle, bis Sie das Gefühl haben, daß es genug ist.«

Sie zeigte auf ein riesiges wunderschönes Plastikmodell einer Zelle, das sie im Zimmer stehen hatte.

»Sie können jede einzelne Zelle Ihres Körpers mit Farbe und Licht ›waschen‹ und dadurch reinigen. Diese Kommunikation und Reinigung ist das, was Ihre Zellen im Moment am dringendsten benötigen. Sie werden hier in den nächsten zwei Tagen mehrere Zellkernklärungen erleben, während denen Sie herausfinden können, was der Grund für Ihre Krankheit war, und bei denen Sie Ihre Zellen mit Farbe reinigen werden von all dem Dreck, der sich dort angesammelt hat.«

Sie erklärte mir, daß wir achtzig bis hundert Billionen Zellen haben, die miteinander kommunizieren. Jede dieser Zellen hat ihre eigene individuelle Lebensgeschichte. Sie prägen die Begegnung mit anderen Menschen, die uns umgeben. »Das«, so sagte sie, »bildet unsere Umwelt.«

Wir alle hätten in unseren Verhaltensweisen und Emotionen längst überholte Programme (dem konnte ich lebhaft beipflichten!), die von Generation zu Generation weitergegeben werden. Sie sind in den Zellen des menschlichen Körpers als Informationen gespeichert, die Unzufriedenheit, Konflikte, Ängste oder Krankheiten auslösen. Oft ziehen wir durch solche Energiemuster wie ein Magnet immer wieder Menschen an, die wir gar nicht haben wollen. Gerade die Energiemuster, die wir unbedingt loswerden wollen, lassen uns nicht los.

Dann sagte sie, daß der Bewußtseinsforschung mit der Zellkernklärung der große Durchbruch gelungen sei, diese Programme zu verändern. Damit könnten wir uns alle von längst überholten Informationen befreien und lösten so emotionale Muster aus den Zellstrukturen.

Die Zellkernklärung, so erklärte sie, wirkt dabei wie

eine »Frischzellenkur« und aktiviert in nur drei Sitzungen die eigene Energiequelle. Damit setze sie Selbstheilungskräfte in meinem Körper frei.
Danach wollte sie mit Hilfe des Frequenzgerätes herausfinden, an welcher Stelle im Evolutionskreislauf ich stehe, das heißt, an welcher Stelle der Menschwerdung, beginnend mit Adam als Nummer eins, ich zum ersten Mal geboren worden war. Da ich von ihrem Glauben an Wiedergeburt schon wußte, erstaunte mich dies nicht sonderlich. Sie nahm meine Hand, hielt wieder meinen Puls und blickte dabei auf einen Kreis mit vielen Nummern.
»Das ist unglaublich«, sagte sie, »Sie sind Eva, Sie sind Nummer zwei der Evolutionsgeschichte. Gleich, als ich Sie das erste Mal sah, wußte ich, daß unser Kennenlernen eine tiefe Bedeutung hat.«
Obwohl ich diese Aussage doch sehr anzweifelte, wunderte ich mich über die Sicherheit und Überzeugungskraft, mit der sie sie vorbrachte. Sie maß dann noch meine ganz persönliche Zahl aus, es war die einundzwanzig, die für Lebensmut stand. D. sagte mir, ich solle von jetzt an mehrmals am Tag die Zahl einundzwanzig *schlucken*. Das werde mir Lebensmut geben.
»Wir alle sind Kinder Gottes«, sagte sie dann, »und deshalb haben wir auch alle seine Schöpfungsenergie in uns. Das heißt, daß wir mit dieser Schöpfungsenergie, wenn wir sie in uns aktivieren können, alles bewirken können, was wir wollen. Sie können sich mit Ihrer eigenen Schöpfungsenergie gesund machen, aus eigener Kraft. Sie haben alles, was Sie brauchen, in sich,

Sie müssen nur an sich glauben und lernen, sich selbst zu achten und zu lieben. Können Sie das nicht, können Sie auch niemand anderen lieben. Sie müssen sich selbst anerkennen, sonst können Sie auch andere nicht anerkennen.

Vor allen Dingen aber müssen Sie aufhören, mit sich selbst Krieg zu führen. Bekämpfen Sie Ihre Krebszellen nicht, sondern nehmen Sie sie an. Dieser Krebs ist die größte Chance Ihres Lebens, das größte Geschenk, das Sie bisher bekommen haben, weil Sie nur durch diesen ungeheuren Druck bereit sind, an sich zu arbeiten und sich zu öffnen. Wenn Sie diese Zellen bekämpfen, mißachten Sie damit Ihren eigenen Körper für das, was er Ihnen zeigen will, und Ihr Körper meint es gut mit Ihnen, ebenso wie Ihr Unterbewußtsein.«

Ich erzählte ihr, daß ich das Gefühl hatte, daß das Unterbewußtsein mit mir Dinge anstelle, die ich nicht wolle. Hier war sie ganz anderer Ansicht und sagte, ich müsse mich als Einheit mit meinem Unterbewußtsein verstehen und es nicht als Feind betrachten.

»Das kommt auch daher«, sagte sie, »daß Sie sich bisher selbst bekriegt haben und mit sich selbst in Feindschaft stehen. Wenn Sie innerlich Krieg führen, auch gegen die Krebszellen, können Sie gar nicht gesund werden. Stellen Sie sich doch einmal den Kriegsschauplatz vor, der in Ihrem Inneren tobt, wie sollen denn Ihre Zellen da gesund werden? Vor der ersten Zellkerninformation müssen Sie sich deshalb heute nacht immer und immer wieder drei Sätze aufsagen, Sie müssen sie an Ihren ganzen Körper kommunizieren:

1. Der Krieg ist vorbei.
2. Der Feind ist besiegt.
3. Legt die Waffen nieder und geht nach Hause.«

Diese drei Sätze schrieb sie mir auf ein Blatt Papier, das sie mir mitgab. Außerdem gab sie mir noch zwei andere Schriftstücke mit, einmal eine alte Hindulegende und zum anderen das Gleichnis von der Hummel.

Ich will beides hier an dieser Stelle weitergeben.

Eine alte Hindulegende

Einer alten Hindulegende zufolge waren früher alle Menschen Götter. Die Menschen mißbrauchten jedoch auf furchtbare Weise ihre Gottheit.

Brahma, der Gott der Götter, beschloß, ihnen die göttliche Macht fortzunehmen und an einem für die Menschen unauffindbaren Platz zu verstecken. Das große Problem war, ein geheimes Versteck zu finden.

Als die Götter zusammengerufen wurden, um dieses Problem zu lösen, machten sie folgenden Vorschlag:

»Verbergen wir die Gottheit des Menschen in der Erde.«

Aber Brahma antwortete: »Nein, das genügt nicht! Denn der Mensch wird graben und seine Gottheit wiederfinden.«

Da machten die Götter einen anderen Vorschlag: »Laßt uns die Gottheit in die tiefste Tiefe des Ozeans versenken.«

Wiederum antwortete Brahma: »Nein! Früher oder

später wird der Mensch auch die Tiefen aller Ozeane entdecken. Dann wird er seine Gottheit finden und an die Oberfläche holen.«
Da wußten die Götter keinen Rat: »Wo können wir die Gottheit verstecken? Es gibt weder auf der Erde noch in den Meeren einen Platz, wo sie der Mensch nicht finden wird.«
Brahma in seiner Weisheit antwortete: »Schaut, was wir mit der Gottheit der Menschen machen! Wir werden sie verstecken im Tiefsten des Menschen selbst, denn das ist der einzige Platz, an dem er niemals danach suchen wird.«
Seit dieser Zeit, so schließt die Legende, hat der Mensch die Welt befahren und die entlegensten Winkel entdeckt, hat getaucht und gegraben, um etwas zu suchen, was in ihm selbst zu finden ist. (Nach einem Text von Eric Butterworth.)

Und dies stand auf dem zweiten Blatt:

Ich kann nicht!!!
Wer das sagt, setzt sich selbst Grenzen.
Denken Sie an die Hummel.

Die Hummel

Die Hummel hat 0,7 qcm Flügelfläche bei 1,2 Gramm Gewicht.
Nach den bekannten Gesetzen der Aerodynamik ist es unmöglich, bei diesem Verhältnis zu fliegen.
Die Hummel weiß das aber nicht und fliegt einfach!

Mir wurde bewußt, daß diese Geschichte von der Hummel mir sagte: Auch wenn alle anderen sagen, daß es unmöglich sei, mit einer solchen Krankheit weiterzuleben, so kann es trotzdem, auch entgegen aller wissenschaftlichen Gesetze, möglich sein.
Und die Hindulegende sollte mir bewußt machen, daß jeder Mensch seine göttliche Energie in sich trägt und er sie nur finden muß.
Mit diesen Informationen und ganz neuen Ideen fuhr ich mit dem Taxi zurück ins Hotel, wo mein Mann schon in unserem Zimmer auf mich wartete. Ich erinnere mich heute noch gern an dieses Zimmer, es war wunderbar gemütlich, das Bett stand in einem kleinen Alkoven, und ich konnte vom Bett aus auf den Kölner Dom sehen. In diesem Zimmer sollte ich nun die nächste Nacht verbringen, eine Nacht, die meine ganze Situation grundlegend veränderte.

Wende

Ans Land geschwommen, wie 'ne Ente:
ich kann schwimmen wie 'ne Ente,
das schwör ich dir.

Sei nicht in Angst! Die Insel ist voll Lärm,
voll Ton und süßer Lieder,
die ergötzen und niemand Schaden tun.

William Shakespeare, »Der Sturm«

Im Hotelzimmer sprach ich mit meinem Mann über das, was ich soeben erfahren hatte. Er war immer noch sehr skeptisch, sagte aber, er wolle am nächsten Tag auch eine Zellkernklärung machen, um herauszufinden, was es damit auf sich habe.

Sein Hauptproblem mit D. war, daß er in ihrer Vorgehensweise weder eine Struktur noch eine Methode erkennen konnte. Als Ingenieur hielt er dies für unabdingbar und wollte auch am nächsten Tag mit ihr darüber sprechen. Ihm fehlte einfach der rote Faden in der Geschichte. Die von ihr empfohlene Strategie des Friedenmachens fand er jedoch sehr gut. Auch mir leuchtete die Argumentation in diesem Punkt ein, obwohl dieser Ansatz der gängigen Methode der Krebsbekämpfung diametral entgegengesetzt war. Deswegen wollte ich auch D.s Rat befolgen und mir vor dem Schlafengehen immer wieder die bewußten drei Sätze aufsagen.

Wir hatten beide keine Lust mehr, im Restaurant zu

essen, und so bestellten wir es uns aufs Zimmer und aßen gemütlich im Bett.
Nach dem Essen wollte mein Mann noch einmal D. besuchen und mit ihr sprechen, nachdem er kurz mit ihr telefoniert hatte.
Ich war ganz froh, daß ich vor dem Schlafengehen eine Weile allein war, denn ich wollte jetzt den Krieg beenden.
Also legte ich mich hin, schloß die Augen und sagte mir immer und immer wieder die drei Sätze auf, die sie mir aufgeschrieben hatte. Ich fing an mit dem Satz: »Der Krieg ist vorbei.« Immer wieder sagte ich diesen Satz laut vor mich hin und achtete darauf, daß er alle Zellen, von der äußersten Haarwurzel bis zum kleinen Zeh erreichte. Ich sagte diesen Satz ungefähr fünfzigmal, dann kam der nächste an die Reihe: »Der Feind ist besiegt.« Mir war zwar in dem Moment nicht klar, wer der Feind gewesen war, ich kommunizierte diesen Satz deshalb als: »Das Ziel des Krieges ist erreicht.« Zum Schluß kam wieder etwa fünfzigmal der Satz: »Legt die Waffen nieder und geht nach Hause.«
Schon während ich mir den ersten Satz vorgesagt hatte, spürte ich einen unmittelbaren und ungeheuren Effekt: Es überkam mich nämlich eine grenzenlose und in dieser Stärke noch nie gefühlte Erleichterung darüber, daß der Krieg vorbei war. Es war, als habe mein ganzer Körper schon seit Ewigkeiten nur darauf gewartet, mit diesem innerlichen Krieg aufzuhören. Eine solche Befreiung spürte ich, wie ich sie noch nie erlebt hatte, und ich fühlte mich mit einemmal ganz leicht und frei.

Noch faszinierender war die Reaktion meines Körpers auf die anderen beiden Sätze. Da ich immer noch die Augen geschlossen hatte, sah ich vor mir meine Soldaten (die Krebszellen), wie sie ihre Waffen wegwarfen und unter fröhlichem Gelächter verschwanden. Auch ihnen war eine solche Erleichterung über das Ende des Krieges anzumerken, daß ich es förmlich spüren konnte.

Dies ging ungefähr eine Stunde, und danach war ich so müde, wie ich es selten gewesen bin. So wartete ich gar nicht mehr auf meinen Mann, sondern sank in einen tiefen Schlaf. Sicherlich hat mir während meiner Krankheit auch geholfen, daß ich nie Schlafprobleme hatte und mich nachts nicht wie viele Betroffene mit schwarzen Gedanken um den Schlaf bringen mußte.

Mitten in der Nacht wurde ich jedoch wach, weil mir mein ganzer Körper weh tat. Noch nie, außer bei der Geburt meiner Kinder, hatte ich solche Schmerzen gehabt. Voller Schrecken und Angst stand ich auf, nahm ein Aspirin und konnte nur immer wieder denken: »Was hast du nur getan? Du hast anscheinend alles nur noch schlimmer gemacht. Zu dieser Frau gehst du nie wieder hin!«

Andererseits erlebte ich immer noch dieses Gefühl von Befreiung, wenn ich daran dachte, daß der Krieg jetzt vorbei sei. Dieses Gefühl, gerade eine Wende herbeigeführt zu haben, mischte sich mit dem Gefühl der Angst, in welche Richtung angesichts dieser Schmerzen mich diese Wende geführt haben mochte.

Angesichts dieser beiden widerstreitenden Empfindungen wurde ich so konfus, daß ich, nachdem das Aspirin leidlich seine Wirkung getan hatte (heute denke ich, daß es vielleicht nicht nur das Aspirin war), mich wieder neben meinen Mann legte und es schaffte, wieder einzuschlafen. Mein letzter Gedanke war, daß ich am nächsten Morgen D. anrufen und ihr sagen wollte, daß ich nicht mehr käme.

Entgegen meinen Befürchtungen erwachte ich am Morgen schmerzfrei und guter Dinge. Ich glaube, daß diese Stimmung auch dafür verantwortlich war, daß ich mich doch noch einmal für einen Besuch bei D. entschied. Auf die erste Zellkerninformation war ich nämlich auch sehr gespannt.

Heute glaube ich, daß diese eine Nacht im Hotel in Köln die Wende in meiner Krankheitsgeschichte gewesen ist. Es war noch nicht die endgültige Klärung all meiner Programme und Glaubenssätze, und ich stand erst am Anfang einer Menge Arbeit und innerlicher Reinigung, aber in dieser Nacht hatte ich die Kehrtwende eingeläutet. Ich glaube, daß ich dort zum ersten Mal meinem Körper aufrichtig signalisiert habe, daß ich mit dem gewohnten Spiel aufhören und etwas Neues - was genau, wußte ich selbst noch nicht - beginnen wollte.

Außerdem war mir in dieser Nacht klargeworden, daß ich unbedingt und ohne jeden Zweifel weiterleben wollte und daß ich alles in meiner Kraft Stehende tun und diesen Wunsch Wirklichkeit werden lassen wollte.

So fuhr ich nach dem Frühstück wieder zu dieser erstaunlichen Frau, um zum ersten Mal eine Zellkerninformation mitzumachen, eine Abenteuerreise in meine hundert Billionen Zellen.

Zellkernklärung

Alles schlürft heil an der Stille sich
wie da die Seele sich schwellt
daß sie als schimmernde Hülle sich
legt um das Dunkel der Welt.

R. M. Rilke, »Traumgekrönt«

Ich sagte D. ganz ehrlich, daß ich eigentlich nicht mehr wiederkommen wollte, und berichtete von den Ereignissen der vergangenen Nacht. Sie erklärte, sie freue sich über diese Schmerzen, sie seien ein sehr positives Zeichen, daß eine Wende in der Kriegführung eingeleitet sei; sie sagte: »Sie müssen sich im klaren sein, daß der ganze Rückbildungsprozeß schmerzhaft werden kann und auch länger dauern kann. Ich kann mir vorstellen, daß dieser Prozeß genauso lange dauern wird, wie es gedauert hat, Ihren Körper in diesen Zustand zu bringen.«
Das war wieder etwas, das mir sehr einleuchtend erschien, daß nämlich der Körper eine gewisse Zeit brauchen würde, um all das wieder zu reparieren, was ich in mühevoller Kleinarbeit erzeugt und zerstört hatte.
Dann war ich bereit für diese erste Abenteuerreise in meine Zellen. D. führte mich in einen Raum, in dem eine Liege stand, auf der ich mich niederlegte. Ich schloß die Augen und spürte, daß sie sich hinter mich setzte. Auf einmal fühlte ich etwas wie eine große Wärme links und rechts von meinem Kopf.

»Jetzt«, sagte sie, »fragen Sie doch einmal Ihr Unterbewußtsein, ob es mit Ihnen reden will.«
Mein Unterbewußtsein wollte: Mit sehr schwarzen und schrecklichen Bildern wurden mir meine einzelnen Programme vor Augen geführt. Im einzelnen möchte ich diese Bilder hier nicht wiedergeben, da diese Kommunikation mit dem eigenen Unterbewußtsein für jeden anders ist, jeder andere Bilder hat und damit eine solche Zellkernklärung auch anders erlebt.
Ich will nur soviel sagen, daß an diesem Tag alle Programme, die ich in Bildern identifizieren konnte, im Körper lokalisiert wurden und mit Farbe gelöscht wurden. Manche hängte ich auch einfach an einem Luftballon auf und ließ sie in Richtung Himmel verschwinden. Deshalb kann ich über die Bilder nicht im einzelnen berichten, denn ich habe sie aus meinem Gedächtnis gelöscht.
Es war eine mühevolle und sehr anstrengende Arbeit. Nach zwei Stunden machten wir die erste Pause, und ich schlief für eine Stunde.
Von meinem Erlebnis in der letzten Nacht einmal abgesehen, hatte ich noch nie etwas erlebt, was so tief die Körperzellen erreichen konnte. Das faszinierendste war, daß ich durch die Bilder, die ich sehen konnte, anfing, alles für möglich zu halten, was D. mir erzählt hatte, daß mir klar wurde, daß mir als sogenanntem »seriösen« Menschen einige zentrale Dimensionen des Lebens verborgen geblieben waren. Ich hatte bisher am Rande des Lebens gelebt, aber nicht mittendrin, vor allen Dingen nicht in mir. Zwar hatte ich hin und wieder Intuitionen und Ahnungen in diese Rich-

tung gehabt, aber ich hatte nie wirklich mit mir selbst und meinen Zellen kommuniziert, ich hatte meine eigenen Frequenzen nie gespürt. Auch wenn es schreckliche Bilder waren, die ich an diesem ersten Tag der Zellkernklärung sah, so war ich trotzdem dankbar, daß es einen Weg gab, mein Unterbewußtsein mit all seinen Programmen und Blockaden auf eine so schnelle und effektive, eine so drastische und wunderbar einfach Weise zu erreichen.

Ich habe seither noch viele dieser Zellkernklärungen gemacht und bin, wie ich noch berichten werde, auch mit anderen Arten der inneren Kommunikation vertraut gemacht worden.

Auch wenn ich denke, daß die Kommunikation mit mir selbst, so unterschiedlich sie je nach Methode auch ausfällt, immer von Nutzen ist, habe ich doch keine andere gefunden, die eine Reinigung so schnell und einfach herbeiführt wie die Zellkernklärung. Die Psychotherapie, die ich im Krankenhaus bekam, ist dagegen eine tote Wissenschaft - so fühle ich es. Sie schleicht nur um den Menschen herum, während die Zellkernklärung das Leben im Menschen aktiviert. Ich habe diese Zellkernklärung seither vielen Menschen empfohlen und ausschließlich positives Feedback erhalten.

Als mein Mann mich an diesem Abend abholte, war er sehr erschreckt über meine Müdigkeit. Ich glaube, mehr denn je zweifelte er am Nutzen dieser Geschichte. Er brachte mich ins Hotel zurück, fuhr aber dann zu D., um auch mit ihr zu arbeiten. D. hatte mir schon während des Tages gesagt, daß mir mein Mann,

dadurch, daß er auch an sich arbeiten wolle, ein großes Geschenk mache.
Ich glaube, ich habe selten in meinem Leben so gut geschlafen wie diese nächste Nacht. Zwar war ich sehr müde, aber auf der anderen Seite überzeugt, endlich auf dem richtigen Weg zu sein.
Dies zeigte auch der nächste und letzte Tag dieses Wochenendes mit D. Noch an Krücken, fuhr ich morgens zu ihr. Die Zellkernklärung, die ich an diesem Morgen machte, war mit positiven wunderschönen Bildern und Zukunftsvisionen so erfüllt, daß ich schon währenddessen die Energie spüren konnte, die in mir wuchs. Ich fühlte, daß ich gesund werden würde, ja, daß ich gesund *war.* Ob mein Körper das Ganze schon nachvollzogen hatte, war ohne Belang - er würde schon hinterherziehen.
Ich fühlte mich nach dieser Zellkerninformation wie neu geboren und brauchte plötzlich keine Krücken mehr. Ich hatte das untrügliche Gefühl: »Ich bin wieder da. Das Leben hat mich wieder.«
Am Ende dieses Vormittags strich mir D. über den Rücken und sagte: »Dieser Vormittag hat alles in Ihnen gelöst. Ich spüre an Ihrem Rücken, daß Sie ganz frei sind. Sie können jetzt das Leben tragen.«
Vorher hatte sie mir irgendwann erklärt, daß eine Krankheit, bei der der Rücken beteiligt sei, zeige, daß dieser Mensch das Leben nicht ertragen könne. Deswegen, so sagte sie, könnte man auch heute einen sprunghaften Anstieg der Bandscheibenbeschwerden und -vorfälle beobachten, denn immer weniger Menschen könnten heute das Leben ertragen.

Wir aßen zu Mittag, und sie schlug mir für den Nachmittag noch eine letzte Zellkernklärung vor, um herauszufinden, woher ich meinen Mann schon so lange kannte. Sie war nämlich der Überzeugung, daß wir schon unzählige Auftritte zusammen verbracht haben mußten. »Denn sonst«, sagte sie, »hätten Sie niemals dieses Programm entwickeln können, daß Sie ihn mit Ihrer eigenen Energie füttern müßten, sogar so lange, bis Sie selbst fast keine mehr hatten und fast gestorben wären. Sie beide müssen schon in der Vergangenheit durch ganz starke Gefühle und Emotionen verbunden gewesen sein, sonst hätten Sie sich hier eher befreien können und gelernt, Ihre Energie für sich zu behalten.«

Wie sich in dieser letzten Zellkernklärung herausstellte, hatte sie recht; ich konnte mehrere frühere Begegnungen sehen, alle schon sehr lange her. Eine Situation konnte ich ausmachen ungefähr in römischer Zeit und eine in Indien.

Ich möchte hier nicht den Eindruck erwecken, daß dadurch meine Zweifel an der Wiedergeburt gänzlich geschwunden seien, noch immer halte ich sowohl das eine wie das andere für möglich. Andererseits hatte ich diese Bilder aus der Vergangenheit so klar vor Augen, daß ich mich manchmal frage, ob nicht doch an dieser Theorie etwas Wahres ist.

Zum Schluß gab D. mir noch eine Flasche Bachblütentropfen mit, außerdem zwei Flaschen mit Bachblütenöl von Aurasoma. Sie sagte mir noch, daß ich in der nächsten Zeit viel trinken solle, um alles, was jetzt in meinem Körper »herausgewaschen« werden müsse, hinauszuspülen.

Sie gab mir auch noch ein kleines Heft mit dem Titel »... weil du einmalig bist« von Ulrich Schaffer.
Dieses Heft enthält einige Gedanken, die mich in der folgenden Zeit ständig begleiteten. Drei Sätze aus diesem Heft haben mich ganz besonders beschäftigt, deshalb will ich sie hier wiedergeben:

Niemand ist wie du.
Niemand in deinem Land, auf dem Kontinent,
auf dem dritten Planeten dieses Sonnensystems,
in der Galaxie, die wir die Milchstraße nennen.
Niemand - weil du einmalig bist.

Er (Gott) ist für dich
in deinem Wunsch nach Leben.
Er selbst ist das Leben.

Bleib bei dir,
bei deiner Schönheit und Herbheit,
bei deiner Freiheit und deinen Grenzen.
Nimm dich nicht von uns.
Wir brauchen dich, wie du bist.

Besonders den Satz: »Er ist für dich in deinem Wunsch nach Leben« nahm ich als Zeichen, daß ich nicht nur leben wollte, sondern auch leben werde. Als ich einige Wochen später mit der sehr gläubigen Cousine meines Mannes darüber sprach, sagte auch sie spontan: »Das ist ein Zeichen, daß Gott will, daß du lebst.«
Als mein Mann kam, um mich abzuholen, war er fasziniert und begeistert, wie gut es mir ging, er konnte seinen Augen nicht trauen, als ich ihm ohne Krücken

entgegenkam. Lebenslustig wie früher war ich, fröhlich und so energiegeladen, daß er es sofort spüren konnte.
»Herr Sanders«, sagte D. lachend, »Ihre Frau ist gesund.«
»Ich sehe es«, sagte er, »ich kann es nur kaum glauben.«
Wir besprachen mit D., daß wir auf jeden Fall in Kontakt bleiben würden; eine weitere Zellkernklärung hielt auch sie im Moment nicht für nötig. Sollte ich das Gefühl haben, daß ich noch einmal mit ihr arbeiten wollte, sollte ich mich melden.
Nachdem wir alles im Auto verstaut hatten (beinahe hätten wir die Krücken stehenlassen), verabschiedeten wir uns von D. und fuhren nach Hause. Es war eine schöne Fahrt, beide waren wir guter Dinge, lachten viel und hatten das Gefühl, den Durchbruch, die Wende geschafft zu haben.
Nach etwa zwei Stunden Fahrt sagte ich zu meinem Mann: »Du, laß uns in Urlaub fahren. Ich hätte Lust, noch eine oder zwei Wochen mit dir und den Kindern wegzufahren.«
Mein Mann traute seinen Ohren kaum; knapp eine Woche war ich aus der Klinik entlassen und schon wollte ich Urlaub machen! Immer bewußter wurde ihm, daß ich wieder ein normales Leben führen wollte. Er war sofort einverstanden, und wir buchten noch aus dem Auto eine Woche für uns vier in einem wunderschönen Hotel mitten im Allgäu. Das war nicht weit von München, und außerdem hatten wir keine Lust aufs Fliegen oder weit entfernte Ziele. Das würden wir

uns für später aufheben, wenn ich wieder alles mitmachen konnte. Wir schmiedeten Zukunftspläne an diesem Tag, als habe es die Prognose der Ärzte, die nach Meinung aller ja immer noch wie ein Damoklesschwert über mir hing, nie gegeben.
Wir riefen Eltern und Freunde an und berichteten, daß ich die Wende vollzogen hatte. Ich konnte spüren, daß keiner so recht daran glauben wollte; ich glaube, alle Welt wartete zunächst einmal auf Beweise. Ich glaube heute, daß selbst mein Mann zu diesem Zeitpunkt noch immer skeptisch war. Aber, wie sich schnell zeigen sollte, ließen auch die Beweise nicht lange auf sich warten.

Urlaub in Gedanken

... und wenn es uns glückt,
und wenn es sich schickt,
so sind es Gedanken.

J. W. von Goethe, »Faust«

In München angekommen, wollten wir unsere Sachen packen und am nächsten Tag losfahren.
Hier zeigte sich jedoch, daß das nicht so ohne weiteres möglich war.
Als ich den NLP-Therapeuten anrief, um den Termin mit ihm auf die Woche nach dem Urlaub zu verschieben, sagte er mir, angesichts der Dringlichkeit der Situation müsse er auf dem Termin bestehen, oder ich solle es ganz lassen. Ich sagte ihm, daß ich mir in der Woche überlegen werde, wie ich es machen wolle und daß ich ihn anrufen würde.
Auch mit der wöchentlichen Chemotherapie (ich fragte mich sowieso, wozu ich die noch über mich ergehen lassen sollte) gab es Schwierigkeiten. Im nächstgelegenen Krankenhaus bestand man darauf, daß ich einen Tag bleiben solle, was ich kategorisch ablehnte. Schließlich schaffte es F., dort für mich alles zu arrangieren, indem sie den Oberarzt der inneren Abteilung anrief und ihm ein Fax mit den nötigen Instruktionen sandte.
Es schien, als habe sich alles verschworen und wollte mich daran hindern wegzufahren.

Ich rief auch meine Mutter an. Als ich ihr von unseren Plänen erzählte, sagte sie: »Ja, fahrt in Urlaub, ich finde, das ist eine gute Idee.« Abends rief sie mich wieder an und erzählte, daß sie eine Bekannte getroffen und ihr von unseren Urlaubsplänen berichtet habe. Diese Frau habe daraufhin gesagt, sie werde das aber niemandem erzählen können, in meiner Situation hätte hier keiner Verständnis dafür, daß ich in Urlaub fahren wolle.

Das fand ich unglaublich. Das hieß also, wenn ich schon sterbenskrank sei, sollte ich mich auch gesellschaftskonform verhalten und möglichst heulend im Bett liegen, nicht jedoch in den Urlaub fahren!

Erstmals ging mir auf, daß die Gesellschaft auch noch von jemandem in meiner Lage konformes Verhalten erwartete. Darüber mußte ich lächeln. Mit diesem Lachen wurde mir klar, daß nur noch *ich* entscheiden wollte, was ich tun oder lassen wollte. Ich glaube, noch nie ist es mir so egal gewesen, was andere über mich denken, und komischerweise hatte ich dabei das Gefühl, noch nie so offen für andere gewesen zu sein.

Ich glaube, daß heute fast unser ganzes Miteinander aus Beurteilungen, Erwartungen und Bewertungen besteht. Jeden Tag sind wir dem ausgesetzt. Was erwartet mein Chef von mir, was die Gesellschaft, was meine Familie, wie beurteilen mich meine Freunde, und wie bewertet mich mein Lehrer? Die Liste ließe sich endlos weiterführen. Alle beugen wir uns diesem Druck und geben ihn auch an andere weiter. Mir war nie bewußt, wie sehr all diese Erwartungen und Bewertungen unser aller Freiheit und Selbstbestimmung beschneiden und wie sehr sie uns Energie und Kraft rauben. Deshalb ist es für jeden einzelnen essentiell, sich aus diesem Korsett zu befreien. Was mir damals aufging, war: Wenn ich Krebs habe, ist dies keine Schande und kein Versagen, genausowenig wie ein Karriereknick oder ein Autounfall oder eine schwere Lebenskrise. Eine Schande ist für mich nur, wenn ich nichts daraus lerne.

Solange in der Beurteilung der Menschen ein Aufsichtsrat wertvoller und wichtiger ist als eine Friseurin, ein Bettler negativer als ein Arzt, ein Millionär wertvoller als ein Bankrotteur, solange mißachte und verletze ich die Menschenrechte, weil ich nur die Programme und Masken der Menschen gesehen habe und nicht den Menschen selbst in seiner Würde. Das heißt nicht, daß wir jetzt alle Bettler werden müssen, um emotionell intelligent zu werden. Wir dürfen nur dem Unterschied keinen Wert mehr beimessen.

So fuhren wir also am kommenden Morgen los und waren nach einer Stunde im Allgäu.

Ich fühlte mich noch relativ schwach, und so lag ich fast die ganze Urlaubswoche am Swimming-pool und las oder ging schwimmen. In dieser absolut ruhigen und ländlichen und dabei so erholsamen Atmosphäre hatte ich auch viel Zeit zum Nachdenken. Noch hatte ich ja keinerlei »wissenschaftliche Beweise«, die mein Gefühl der Wende in meiner Krankheitsgeschichte stützten. Andererseits waren aber die Reaktionen meines Körpers in Köln so einschneidend gewesen, daß ich von einer Besserung überzeugt war. Außerdem fühlte ich mich wirklich voller Energie und Leben.

D. hatte mir gesagt, jede Herausforderung, sei es nun eine Krankheit, der Tod eines geliebten Menschen oder sonst eine persönliche Krise, trage immer schon die Lösung in sich und ich als Mensch hätte zwei Möglichkeiten:

- Ich kann mir jeden Tag weiterhin Gedanken um die Herausforderung und die damit verbundenen Ängste machen und sie dadurch immer weiter aktivieren oder
- ich kann bereits im Ansatz die Lösung aktivieren.

Im Ansatz kann ich die Lösung nur dadurch aktivieren, daß ich immer an Lösung denke. Nur weil ich immer an die Lösung gedacht habe, habe ich sie auch gefunden. Menschen, die sich in meiner damaligen Situation für das Verlassen dieser Welt entscheiden, sind von sich getrennt, beschäftigen sich nicht mit der Herausforderung noch mit der Lösung, sondern aktivieren pausenlos, bewußt wie unbewußt, Angst. Heute glaube ich, daß die Angst eine solche Lähmung und Blockade in eine Krisensituation bringt, daß eine Lösung kaum noch möglich ist. Gerade beim Thema Krebs halte ich die Angst für eines der destruktivsten Elemente. Die Angst ist dabei oft so stark, daß nur sie allein eine Heilung behindern kann. Die Angst führt nämlich dazu, daß ich nur noch an die möglichen schrecklichen Konsequenzen denke. Die Angst ist es, die mir nach einer solchen Diagnose oder bei großen finanziellen Engpässen meine Lebendigkeit nimmt. Ich sitze dann immer nur da wie das Kaninchen vor der Schlange und erwarte den schlechtestmöglichen Ausgang der Krise. Nach dem Besuch in Köln hatte ich

fast keine Angst mehr und dachte wirklich fast immer nur an die Lösung der Krankheit. Natürlich schwanden auch bei mir die Zweifel erst nach und nach (hier hat mir auch die NLP-Therapie geholfen) und nach immer mehr Beweisen. Schon in dieser ersten Woche nach Köln bemerkte ich jedoch, wie angstfrei ich geworden war. Außerdem hatte ich die Phase der allergrößten Angst sowieso vor der Diagnose schon hinter mich gebracht. Deshalb hatten sich auch alle während meines Klinikaufenthaltes über meine Heiterkeit gewundert.
Ich kann mich jedoch noch genau erinnern, wie ohnmächtig ich der Angst vor der Krankheit in der Zeit vor der Diagnose gegenüberstand.
Ich bin heute überzeugt, daß man die Krise - wie bei mir geschehen - erst durch die Angst aktiviert. Mein Krebs war die Konsequenz meiner Angst davor, nicht die Ursache. Die Ursache war das tägliche Feuerschüren, die Gedanken, daß ich es bekomme. Und je mehr Angst ich habe, desto mehr will ich sie eliminieren, je mehr ich sie abschaffen will, desto größer wird sie.
Wie eliminiere ich aber die Angst? D. hatte mich den Ort im Körper suchen lassen, wo ich die Angst sitzen hatte, und mich dann Farbe dorthin atmen lassen. Nach einer Weile schwindet wirklich die Angst. Auch mit NLP habe ich an dieser Angst im einzelnen gearbeitet, wie ich noch berichten werde.
Jeden Tag freute ich mich über die Entscheidung für den Urlaub. Ich mußte mich weder ums Essen noch um den Haushalt in irgendeiner Form kümmern, und die Kinder hatte ich fast den ganzen Tag beim Schwim-

men um mich. Während dieser Urlaubswoche gaben wir auch eine Anzeige für ein Au-pair-Mädchen auf, da ich mich der ganzen Hausarbeit noch nicht wieder gewachsen fühlte. Außerdem hatte ich das Gefühl, daß ich in den nächsten Monaten viel Zeit für mich haben und meinem Körper eine vollkommene Ruhepause gönnen sollte.

Wir fanden dann auch ein sehr nettes Mädchen, das mir die ersten Monate viel leichter machte.

In der Wochenmitte war ich mit der zweiten Chemotherapie dran. Es war ein Termin mit dem Krankenhaus für acht Uhr morgens vereinbart worden. Ich stand schon früh auf und fuhr mit meinem Mann zur Klinik.

Dort empfing man uns nicht eben freundlich und zeigte uns schon zu Beginn, wie lästig dieses Anliegen empfunden wurde. Auch erklärte mir der Oberarzt, der die Behandlung hätte vornehmen sollen, daß sein Chef darauf bestanden habe, vorher mit mir zu sprechen. Scheinbar mißgelaunt und ziemlich unfreundlich kam dieser Chef nach etwa einer halben Stunde. Ich erklärte ihm, daß ich wegen der Chemotherapie und einer Aredia-Calziuminfusion da sei. Er sagte daraufhin: »Wissen Sie, ich habe mit der Kollegin (F.) in München gesprochen, und ich verstehe die ganze Sache überhaupt nicht. Meiner Meinung nach müssen Sie bei Ihrem Befund nicht ein Einphasenpräparat, sondern in jedem Fall ein Zweiphasenpräparat, das viel stärker ist, haben. Ich verstehe die ganze Medikation der Münchener Klinik nicht.«

Ich erklärte ihm, daß er hinsichtlich der Medikation ja

auch gar nichts machen solle, sondern daß ich ihn lediglich um die Ausführung der von den Münchnern verordneten Therapie bäte. Hinsichtlich der Calziuminfusion fragte er mich, wie ich mir das vorstelle. Diese Infusion würde nämlich den ganzen Tag in Anspruch nehmen. Ich sagte, er könne mir doch die Nadel legen und mein Mann könne dann im Hotelzimmer die Flasche daranhängen und am Schluß die Nadel herausziehen. Das verschlug ihm die Sprache. Wie konnte ich mir anmaßen, einen solchen Vorschlag auch nur anzudenken!

»Wissen Sie, junge Dame«, sagte er dann, »vielleicht ist es Ihnen noch nicht aufgefallen, daß Sie Krebs haben. Sie kommen hierher und benehmen sich, als hätten Sie einen Schnupfen. Unter diesen Umständen kann ich eine Behandlung nicht durchführen.«

Ich hatte sowieso schon genug gehört und gesehen und sagte nur noch zu meinem Mann: »Laß uns gehen.«

Erst im Auto ging mir die Bedeutung dessen auf, was er gesagt hatte. Wieder wurde konformes Verhalten von mir erwartet. Wenn ich schon Krebs hatte, dann sollte ich mich tunlichst auch so verhalten und nicht wie jemand, der Schnupfen hatte. Ich hatte das Gefühl, daß sich dieser Arzt persönlich durch mein Verhalten in Frage gestellt fühlte, weil ich ihn und die Krankheit gar nicht ernst nahm, wie er es augenscheinlich gewohnt war. Diese Erfahrung habe ich in der Folgezeit oft gemacht. Wenn ich als Patientin, deren Leben bedroht schien, die Krankheit schon nicht ernst nahm, was war dann im Leben überhaupt noch ernst zu nehmen, und wo blieb dann noch der Mythos der Ärzteschaft? Meiner Ansicht nach hätte sich dieser Internist mit mir freuen sollen, daß ich dem Krebs so wenig Raum gab. Statt dessen erwartete er von mir, ihn richtig ernst zu nehmen. Wir fanden diese Einstellung so lächerlich, daß wir den ganzen Rückweg über kichern mußten, obwohl uns beiden klar war, daß wir nun unseren Urlaub unterbrechen und für einen Tag nach München fahren mußten. Flüchtig ging mir sogar durch den Kopf, ob ich nicht die ganze Chemo abbrechen sollte, aber soweit war ich damals noch nicht.

Wieder im Hotel angekommen, rief ich F. in München an und erzählte ihr das Ganze. Außerdem sagte ich ihr, daß ich am nächsten Tag nach München kommen würde und die Chemo wie gewohnt bei ihr machen wollte. Sie war sehr überrascht und verärgert über die Reaktion des Kollegen und sagte, es sei schade, daß ich deswegen meinen Urlaub unterbrechen müßte; ich solle um die Mittagszeit bei ihr in der Praxis sein. Hinsichtlich der Infusion kamen wir übereinstimmend zu dem Ergebnis, daß ich sie gar nicht mehr nehmen sollte, da mein Calzium-Spiegel sich zwischenzeitlich normalisiert hatte.

Dann rief ich den NLP-Therapeuten, nennen wir ihn U., an und vereinbarte einen Termin nach der Chemo am folgenden Tag. Wenn ich schon in München war, konnte ich ja auch dies wahrnehmen.

Der nächste Morgen fand uns also im Auto nach München. Ich war fast erleichtert, daß ich nun die Chemo wieder in gewohnter und so freundschaftlicher Atmosphäre bekam. Außerdem habe ich in der Zeit der Ope-

ration und auch noch einige Monate danach so viele Spritzen bekommen, daß ich ganz allergisch auf Ärzte reagierte, die nicht richtig und sicher stechen konnten. F. dagegen spritzt so traumwandlerisch sicher und schnell, daß ich nach einiger Zeit keine Lust mehr auf eine Spritze woanders hatte.
U., der NLP-Therapeut, den ich danach aufsuchte, war sichtlich erfreut über meinen Sinneswandel und daß ich doch noch den Termin wahrgenommen hatte. In der freundlichen Atmosphäre seines Büros setzten wir uns dann zu meiner ersten NLP-Sitzung.

NLP

Leidenschaft gibt dem Leben Kraft und
Bedeutung. Ohne Leidenschaft
gibt es keine Größe ... Sie werden erfahren,
wie sich diese innere Kraft durch eigene
Ziele aktivieren läßt.

Anthony Robbins, »Grenzenlose Energie«

Das Neurolinguistische Programm (NLP) hilft bei der Überwindung von Blockaden und Lebensängsten. (In den USA ist es die zur Zeit erfolgreichste neue Psycho-Technik.) Es lenkt den Blick weg von den Notwendigkeiten - ich muß, es ist meine Pflicht, ich habe keine Wahl, so wird es sein - hin zu den Möglichkeiten des Lebens - alles ist möglich, es gibt Wege, ich kann, ich habe die Wahl. Das NLP baut negative Glaubenssätze, die wir alle seit unserer Kindheit mit uns herumtragen, in positive, aufbauende Glaubenssätze um, das heißt, es ersetzt ein negatives Programm durch ein positives. Dadurch sollen eigene Ressourcen aktiviert und Ziele verwirklicht werden.

U. wollte also in den ersten NLP-Sitzungen mit mir zunächst meine Ressourcen wieder aufbauen. Am Anfang war der Krebs überhaupt kein Thema für uns. Der Krebs oder auch die Angst davor, vor allem aber die Ursache für die Krankheit hatten meine Ressourcen verarmen lassen. Ich hatte über die Jahre eine Menge nie hinterfragter Glaubenssätze aufgebaut, die mich in eine Sackgasse geführt hatten.

Als erster Schritt der Therapie wollten wir deshalb - so sagte es U. - an der Angst arbeiten.

Angst sei ein extremes Entferntsein von mir in einem Teil meiner Selbst, in dem die Versöhnung nicht stattgefunden habe. Versöhne ich mich mit mir selbst, so könne ich die Angst eliminieren.

Dabei hat der Mensch vordergründig Angst vor dem Signal, das heißt, dem Faktum einer Krankheit oder Krise an sich, und hintergründig Angst vor dem Teil seiner selbst, der nicht integriert ist.

Angst verschwindet in dem Maße, in dem der Mensch die Ressourcen bekommt, Dinge zu verändern.

Die ersten Termine mit ihm waren deshalb geprägt vom Aufbau dieser Ressourcen. So führte er mich zielsicher dahin, daß ich mich selbst mehr anerkennen und gütiger und versöhnlicher mit mir umgehen sollte. Als Ergebnisse nahm ich aus so gut wie jeder Sitzung einen neuen positiven Glaubenssatz mit. Bei diesem ersten Termin war es der Satz: »Ich bin gut.«

Viel später sagte er mir, ich sei mit zwei ganz besonders wichtigen Voraussetzungen zu ihm gekommen. Erstens hatte ich meine eigene Verantwortlichkeit akzeptiert, das heißt das Faktum, daß ich selbst mich in diese Lage gebracht hatte und auch nur durch mich selbst wieder herauskommen konnte.

Zweitens war ich, wie er es ausdrückte, extrem zielorientiert. Dieses absolute Lossteuern auf ein scheinbar unmögliches Ziel hätte er normalerweise, ähnlich wie die Psychologin im Krankenhaus, als einen zu hohen

Anspruch an mich selbst klassifiziert. In diesem Fall war U. jedoch klar, daß dieses Lossteuern trotz meines hohen Anspruchs die einzige Möglichkeit darstellte.
Ressourcen werden im NLP nur mit positiven Glaubenssätzen aktiviert. Diese können lauten: Ich kann alles, ich bin gut, gütig, liebevoll, sicher, kraftvoll und so weiter. Mit diesen aufbauenden Sätzen im Gepäck gehe ich positiver mit allen Situationen um; parallel dazu lerne ich dadurch die Güte mit mir selbst, da ich mir meiner selbst und meiner Qualitäten bewußter werde. Damit tanke ich Ressourcen gegen die Angst, was in meinem Fall auch hieß, daß ich nicht immer auf Beweise für eine Besserung wartete, weicher wurde und mich weiter mit mir selbst versöhnte.
Heute sehe ich es so, daß ich mit meinem Besuch bei D. in Köln die große Wende eingeleitet hatte und das Entscheidende und Wichtigste getan war. (Dies hatte ich auch in dem ersten Termin U. schon mitgeteilt.) Es war mir jedoch andererseits klar, daß ich Detailprogramme und negative Bilder mit mir herumtrug, an denen ich mit dem NLP arbeiten wollte und konnte. Außerdem hatte ich bei ihm ein sehr starkes Gefühl von Sicherheit und Kompetenz und auch von menschlicher Wärme und spürte, daß ihn meine Situation nicht gleichgültig ließ und daß er sich über eine Besserung auch persönlich freute. Gleichzeitig spürte ich aber auch, ganz anders als bei D., Zweifel an der Möglichkeit, dieses Ziel zu realisieren. U. ist einer der aufmerksamsten Zuhörer, den ich kenne, und es tat mir gut, auch außerhalb meiner Familie mit einem nicht direkt beteiligten Menschen regelmäßig zu sprechen.

Es war sehr wohltuend, daß er so gut wie immer Stellung bezog und Rat wußte.
Das NLP hat sehr viele Modelle für das Angehen einzelner Problempunkte. Ich bin nicht genügend vertraut mit ihnen, als daß ich sie hier im einzelnen darstellen könnte.
Für das Umgehen mit der Angst möchte ich jedoch ein kleines Beispiel nennen. Schon seit ich denken konnte, hatte ich Angst vor Spritzen gehabt. Da ich in meiner jetzigen Situation - noch - nicht auf Spritzen verzichten konnte, kamen wir eines Tages auch auf dieses Thema. Nun gibt es im NLP das Konstrukt der sogenannten Timeline, einer Zeitlinie, auf der ich alle Stationen meines Lebens auf- und abgehen kann.
Mit Hilfe dieser Zeitlinie fand ich die Situation in meiner Kindheit, die meine Angst vor Spritzen begründet hatte. Ich hatte einen Kinderarzt gehabt, den ich damals nie sehr gemocht hatte. In dieser speziellen Situation bekam ich von ihm gerade eine Spritze und wurde dabei von seiner Sprechstundenhilfe, die mir damals natürlich auch nicht sympathisch war, festgehalten. Aus dieser Ohnmachtssituation hatte sich mein (Kindheits-)Programm entwickelt, daß ich vor allen Spritzen Angst haben mußte.
U. ließ mich die damalige Situation gedanklich nachstellen und machte mich nachträglich zum Regisseur dieser Szene. In jede einzelne Person mußte ich mich hineinversetzen und ihre damaligen Motive hinterfragen. Aus der Kindheit hatte ich den Glauben an die negativen Motive der Beteiligten mitgebracht. Beim Hinterfragen dieser Motive erkannte ich jedoch, daß

die Absicht sowohl des Arztes als auch der Sprechstundenhilfe nur die beste gewesen war. (Ein wichtiges Prinzip des NLP ist, daß es nur positive Absichten gibt). Dadurch entschärfte ich im nachhinein die Situation und erwarb den neuen Glaubenssatz, daß ich vor Spritzen keine Angst haben mußte. Seit diesem Tag habe ich davor auch keine Angst mehr, sondern konnte mir sogar selbst meine Mistelspritzen injizieren.

Erst nachdem ich einige Termine mit dem Auftanken von Ressourcen verbracht hatte, wendeten wir uns als nächstem Schritt dem Krebs zu. Dabei sollte ich mich gedanklich in ein Kino setzen und mir einen geschlossenen Vorhang verbildlichen. Hinter den Vorhang sollte ich eine durchsichtige, dicke, absolut undurchlässige Plexiglasscheibe stellen.

Danach ließ U. mich alles, was für mich gedanklich mit dem Krebs zu tun hatte, visualisieren. Dann sollte ich den Kinovorhang öffnen und sehen, was - hinter der Plexiglasscheibe wohlgemerkt - mein Bild von der Krankheit darstellte.

Als ich gedanklich den Vorhang zur Seite schob, sah ich eine große, dicke, schwarze Spinne. (U. hatte mich die Glasscheibe zum Schutz hinter den Vorhang stellen lassen.)

Nach und nach begann ich mit dieser Spinne eine Kommunikation. Dabei wurde mir allmählich klar, daß auch die Krankheit, die ich mit dieser Spinne visualisiert hatte, in positiver Absicht gekommen war. Als ich diese Einsicht gewonnen hatte, begann dieses Bild von der Spinne sich zu verflüchtigen, bis es irgendwann

nicht mehr da war. U. sagte mir, ich solle mich überraschen lassen, was ich nach einiger Zeit statt dessen für ein Bild sehen würde.
Tatsächlich konnte ich nach einiger Zeit ein anderes Bild wahrnehmen. Ich sah hinter der Plexiglasscheibe das Bild eines wunderschönen Mädchens, umgeben von hellem Licht. Als ich dieses Bild an U. weitergab, sagte er, dies sei ein wichtiger Schritt, da ich nun mit mir versöhnt sei.
Mit diesen Metaphern, so erklärte er mir, sei ich weg vom Symptom und hin zur Ursache der Krankheit gekommen. Nun könnte ich an Versöhnung und an Kommunikation mit mir selbst denken. Ich könnte mich mit diesem Mädchen in mir unterhalten und kommunizieren.
Fragen, die U. dabei immer wieder stellte, waren etwa: »Was müßtest du glauben, damit du es schaffen kannst? Was müßtest du glauben, damit du die Kraft hast?« Dadurch fand eine innere Auseinandersetzung mit dem Krebs statt, und das Unterbewußtsein, so erklärte er es mir, hat die Dinge genommen, die als Lösung für den Krebs anstanden. Erst in dem Moment, in dem Lösungen möglich werden, kann ich Lösungen aktivieren. Insofern stellte ich auch eine Ähnlichkeit mit dem, was D. mir gesagt hatte, fest. Überhaupt hatte ich im Laufe der Behandlung, die immerhin mehr als ein Jahr dauerte, immer wieder das Gefühl von Parallelen. Der große Unterschied bestand darin, daß bei der Zellkernklärung alles wie von selbst und in rasendem Tempo (eine Klärung hatte schon die Wende bewirkt) passierte, während ich beim NLP immer wieder

das Gefühl von harter Arbeit hatte. Andererseits machten mir die Gespräche mit ihm Spaß, und ich spürte auch immer eine gewisse Gelassenheit, wenn ich dort gewesen war. Es gab mir auch eine beruhigende Gewißheit, daß ich immer weiter an mir arbeitete.

Als dritten Schritt der Behandlung befaßten wir uns mit meiner Umwelt, das heißt, ich überprüfte, welche Programme, die ich über Jahre erworben hatte, meine Krankheit herbeigeführt hatten.

Auch arbeiteten wir sehr intensiv, wenn eine Nachuntersuchung anstand (dies sollte eigentlich alle vier Wochen der Fall sein), damit ich mich nicht eventuellen Zweifeln hingab. Schon ganz am Anfang hatte U. mir gesagt, daß er meine Befunde und Röntgenaufnahmen nicht sehen wollte. Später erklärte er mir, daß er auch nur Mensch sei und nicht wollte, daß er von diesen Bewertungen beeinflußt werde und dies bei ihm Bilder entstehen ließe, die ihm den Glauben an eine Genesung nehmen könnten.

Als Ergänzung bot U. mir nach einiger Zeit die Teilnahme an einem NLP-Basisseminar an.

Das erste Seminar fand an einem Wochenende statt. Wir waren eine kleine Gruppe, und entsprechend intensiv war der Austausch. Noch nie hatte ich bisher ein ähnliches Seminar mitgemacht. Früher hatte ich alle derartigen psychologischen Aktivitäten schlichtweg abgelehnt, da ich keinesfalls in die Nähe dessen hatte kommen wollen, was ich als »Seelenklempnerei« klassifiziert hatte. Wie die meisten Menschen hatte auch ich immer das Gefühl, daß damit meine sogenannte »Normalität« in Frage gestellt werde. Heute ist

mir klar, daß der Begriff »normal« eine Bewertung darstellt, die uns am Weiterkommen hindert, da wir einem Bild entsprechen wollen, das in meinen Augen gar nicht real ist. Meiner Ansicht nach kann ich Normalität angesichts der Vielfältigkeit des Menschen gar nicht definieren. Bin ich weniger normal, wenn ich Krebs habe? Sind nur die Menschen normal, bei denen - scheinbar - immer alles glatt läuft, so wie es bei mir jahrelang der Fall gewesen war? Muß ich mich nicht endlich von dieser Bewertung lösen, damit ich neue Möglichkeiten und Wege beschreiten kann?
Da dies mein erstes Seminar war, war mir auch bei dem Gedanken an ein Bloßstellen meiner Person entsprechend mulmig. Ich glaube heute, daß dieses Faktum sehr viele Menschen an einer solchen Seminarteilnahme hindert. Ich habe seitdem erfahren, daß es keine bessere Spielwiese für das Erkennen meiner Verhaltensmuster gibt. Nirgendwo sonst wird mir meine eigene Denk- und Glaubensstruktur besser gezeigt, nichts fördert so den Wegfall unserer Masken.
Das erste, was folgerichtig in diesem Seminar geschah, war, daß schon am Anfang jeder berichten sollte, warum er teilnahm. Hier stieß ich schon an mein erstes Hindernis. Während der Reihe nach alle erzählten (ich war als letzte dran), weshalb sie erschienen waren, überlegte ich die ganze Zeit fieberhaft, was ich sagen sollte. Diesen Menschen, die ich zum ersten Mal sah, wollte ich doch nicht erzählen, was mit mir los war. Schon hatte ich mir einen schönen Grund ausgedacht, als mir klar wurde, daß ich nur dann hier würde profitieren können, wenn ich jetzt ehrlich war. Anderenfalls

konnte ich auch gleich nach Hause gehen. Schweren Herzens offenbarte ich deshalb, als ich an der Reihe war, weswegen ich gekommen war.
Heute weiß ich, daß dies für mich ein wichtiger Schritt war, damit ich das Ablegen meiner Masken übte. Ich mußte mir und anderen irgendwann eingestehen, wer und wie ich wirklich bin. Dies war eines der entscheidenden Dinge, die ich in den nun fast drei Jahren seit meiner Diagnose lernen mußte: daß ich mich von der Bewertung und der Beurteilung anderer freimachen mußte. Was war schon dabei, daß viele Menschen wußten, daß ich krank war? Warum machte mir das soviel aus? Noch heute bin ich, was diesen gedanklichen Prozeß angeht, nicht hundertprozentig frei. Es passiert mir immer wieder, daß ich darüber nachdenke, was andere über mich denken könnten. Daß dies meine eigene freie Entscheidungsfähigkeit einschränkt, ist mir klar, nur finde ich das »Über-meinen-Schatten-springen« immer noch schwer. Dies hat mich auch lange am Schreiben dieses Buches gehindert. Ich hatte einfach ständig Bedenken, meine Situation öffentlich zu machen.
Irgendwann wurde mir nur klar, daß ich mit diesem Versteckspiel aufhören mußte, damit ich meine Krankheit und ihre Ursachen endgültig ad acta legen konnte. Außerdem wollte ich anderen, die selbst eine Krise durchlebten, Mut machen und die Chance aufzeigen, die jeder dadurch in seinem Leben bekommt.
Aus diesem ersten Seminar nahm ich noch etwas sehr Schönes mit. Am Ende des Wochenendes übten wir nämlich etwas, was das NLP »Moments of Excellence«

nennt. Dabei sollte sich jeder Teilnehmer einen Moment in seinem Leben heraussuchen, den er selbst als einen der glücklichsten empfunden hatte.
Dies war einfach für mich: Der glücklichste Moment in meinem Leben war der Moment nach der Geburt meines ersten Kindes gewesen. Noch nie hatte ich so eine Woge des Glückes gespürt wie in der Minute, in der mir dieses kleine Wesen auf den Bauch gelegt worden war.
Als jeder für sich diesen Augenblick gefunden hatte, sollten wir uns unsere Bewegungen in dieser Situation bewußt machen und eine charakteristische Bewegung dieses Moments auswählen. Ich wählte die Bewegung, mit der ich meinem Baby das erste Mal über den Rücken gestreichelt hatte.
Dann lernte ich, diesen Glücksmoment so mit der ausgewählten Bewegung zu assoziieren, daß ich automatisch, wenn ich diese Bewegung machte, diese Glückswoge wieder spürte. Mit dieser Technik kann sich jeder immer wieder einen »Moment of Excellence« schaffen.
Für mich war es faszinierend zu erleben, wie stark der Körper bei so einer assoziierten Bewegung reagieren kann. Schon dafür hatte sich das Seminar gelohnt.
Rückblickend möchte ich sagen, daß für mich vom Gefühl her diese NLP-Behandlung zwar noch nicht so umwälzende Erfahrungen mit sich brachte wie die Zellkernklärung; jedoch wurden mir durch dieses langsame stetige und kontinuierliche Arbeiten meine Programme bewußt gemacht und sehr viele davon »umgedreht«, d. h. in positive Programme umgewandelt.

Nun sind auch positive Programme immer noch Programme und lassen mich eine Situation bewerten – wenn auch positiv! Insofern glaube ich nicht, daß ich meine Zellen damit nachhaltig reinigen kann.
Gleichwohl halte ich das NLP für die Psychotherapie der Zukunft, da ich damit viel schneller an meine Ressourcen gelange als in der Psychotherapie und nicht eine jahrelange Behandlung benötige.

Erste Nachuntersuchung

Du mußt das Leben nicht verstehen,
dann wird es werden wie ein Fest.
Und laß dir jeden Tag geschehen
so wie ein Kind im Weitergehen
von jedem Wehen
sich viele Blüten schenken läßt.

R. M. Rilke, »Mir zur Feier«

Etwa vier Wochen nach meinem Besuch in Köln, also Ende August 1994, hatte ich meinen ersten Nachuntersuchungstermin. Dabei sollte ich mich sowohl bei dem Chef der Strahlenabteilung zur Nach»sorge« (wie sehr sorge ich mich doch dabei?) sowie bei dem Gynäkologen zur Nachuntersuchung melden.

Da mir bei dem Gedanken an eine Begegnung mit diesen Ärzten etwas mulmig war, verbrachte ich (das tat ich nun vor jeder Nachuntersuchung) an diesem Morgen eine beträchtliche Zeit damit, mich so schön wie nur irgend möglich zu machen. So trivial das in diesem Zusammenhang klingt, ich wollte mich wenigstens äußerlich meiner sicher fühlen. Außerdem spielte natürlich auch mein Verdrängungsmechanismus hier wieder eine Rolle: Ich wollte nicht *krank* aussehen, dann war ich es (vielleicht?) auch weniger.

So ging ich, im eleganten dunklen Kostüm und sorgfältig geschminkt (obwohl ich mich ansonsten wenig schminke) mit meinem Mann in die Klinik.

Der erste unmittelbare Effekt, den meine Bemühungen hatten, war, daß man mich vor dem Büro des Chefs der Strahlenabteilung fast eine Stunde mit meiner Zeitung auf dem Gang sitzen ließ. Ein Patient nach dem anderen - die meisten Frauen mit Kopftuch oder Perücke, bleiche und abgemagerte Männer - kamen nach mir an und gingen vor mir in das Sprechzimmer. Nach fünfzig Minuten wurde es meinem Mann zu bunt. Er ging zur Anmeldung und erkundigte sich dort, warum ich trotz meines festen Termins und Anmeldung noch nicht an der Reihe sei.
Die Frau an der Anmeldung, die schon einige Male an mir vorbeigegangen war, entschuldigte sich und sagte, sie habe nicht angenommen, daß ich als Patientin hier sei.
»Wissen Sie«, sagte mein Mann, »meine Frau mag zwar nicht krank aussehen, aber sie ist es wahrscheinlich genauso oder mehr als all die, die Sie vorher drangenommen haben. Vielleicht sehen Sie sich mal ihre Befunde an, möglicherweise kommen wir dann bald dran.«
Die Schwester verschwand, und fünf Minuten später wurde ich aufgerufen.
Den Chef der Strahlenabteilung, in dessen Sprechzimmer ich nun geführt wurde, hatte ich während meines Aufenthaltes in der Klinik nicht kennengelernt, vielmehr hatte sich immer ein junger Assistenzarzt um mich gekümmert.
Nach einem kurzen Gespräch, in dem er sich erkundigte, wie es mir gehe, und zufrieden feststellte, wie gut ich doch aussähe, gingen wir in den Nebenraum, in dem er die Röntgenaufnahmen, die ich mitgebracht

hatte (ich hatte sie bei meinem Orthopäden machen lassen, um nicht wieder in die Röntgenabteilung der Klinik zu müssen), an einem Leuchtschirm ansehen konnte.

»Wissen Sie«, sagte er, »ich verstehe als Strahlenexperte nicht viel von der Röntgendiagnostik, deshalb werde ich Ihnen zu diesen Aufnahmen auch nicht viel sagen können. Alles was ich sagen kann, ist, daß sich augenscheinlich nichts verschlechtert hat in diesen vier Wochen. Andererseits können wir aber auch nach so kurzer Zeit noch nicht viel erkennen.«

Danach mußte ich den Oberkörper freimachen, und er klopfte - ziemlich hart - meine Wirbelsäule von oben nach unten ab. Ich sollte dabei sagen, wenn und wo mir etwas weh tat. Zufrieden registrierte er, daß ich keine Beschwerden hatte.

Auf die Frage meines Mannes, ob er im Falle einer Remission einen erneuten Komplettaufbau der Wirbelsäule für denkbar halte, machte er ein Gesicht, als wollte er sagen: »Warum diskutieren Sie eine Remission mit mir. Die ist doch außerhalb jeder Wahrscheinlichkeit.«

Dann sagte er: »Selbst wenn es zu einer Remission kommen sollte, könnten Sie mehr als froh sein, wenn sich der momentane Ist-Zustand Ihrer Wirbelsäule stabilisiert und sklerosiert (das heißt, wieder knochenhart wird).«

Dies war für uns eine sehr interessante Aussage. Schon seit mehr als einer Woche hatte ich nämlich das Gefühl, als seien alle Menschen meiner Umgebung größer geworden (oder ich kleiner?!).

Irgendwann hatte ich deshalb meinen Mann, dem dies gar nicht aufgefallen war, gebeten, meine Größe zu messen. Ich war immer 1,74 m groß gewesen. Jetzt bekam ich fast einen Schock, als mein Mann lediglich 1,66 m maß. Ich war acht Zentimeter geschrumpft! Das konnte doch nicht wahr sein! Jedoch ergaben auch zwei erneute Messungen das gleiche Ergebnis.

Der Strahlenexperte, dem ich dies berichtete, erklärte mir, daß durch den ständigen Knochenabbau, den die Knochenmetastasen verursacht hatten, die einzelnen Wirbel, besonders der fünfte und der zwölfte Wirbel so an Höhe eingebüßt hatten, daß dies auf der Länge der Wirbelsäule eine Reduzierung meiner Größe um acht Zentimeter herbeigeführt hatte.

Auf meine Frage, ob ich denn wieder wachsen könnte, beziehungsweise, ob mein Körper die abgebaute Knochenmasse wieder aufbauen könne, sagte er, nein, wachsen könne ich nicht wieder, das sei organisch nicht möglich. Genau die gleiche Auskunft hatte mir schon mein Orthopäde auf meine entsprechende Frage erteilt. Diese Antwort war für mich ein harter Schlag, denn ich wollte auf keinen Fall so klein bleiben. Dann sagte ich mir jedoch: »Wir werden ja sehen, ob sich an der Größe nicht noch irgend etwas machen läßt. Wenn sich an dieser Krankheit als Ganzes etwas machen läßt, muß doch auch hinsichtlich der Größe etwas möglich sein. Und wenn nicht, kannst du mehr als froh sein, wenn das alles ist, was du von dieser Geschichte behalten wirst.« Wieder war meine Eitelkeit mit mir durchgegangen. Und wieder hatte ich zwei übereinstimmende Aussagen für bare Münze genom-

men. Dann sagte er mir noch, daß ich nun nicht mehr zu ihm kommen müsse, es reiche ab jetzt ein Termin bei den Onkologen. Wir verabschiedeten uns und gingen in die gynäkologische Abteilung.
Dort fragte der Arzt mich, wie es mir gehe und ob ich irgendwelche Beschwerden hätte. Als ich verneinte, wollte er als nächstes die Röntgenbilder sehen. Ich hatte Aufnahmen von der Hals- und Lendenwirbelsäule und eine Beckenübersicht machen lassen. Er sah sie kurz an, meinte wie der Strahlenexperte, er könne keine Verschlechterung feststellen, wollte die Bilder aber noch von einem Röntgenologen ansehen lassen.
Dann nahm er mir Blut ab, um die Tumormarker, spezielle Blutwerte, die Anhaltspunkte für die Aktivität des Tumors geben, von seinem Labor bestimmen zu lassen. Schon bei der Diagnosestellung war mir Blut zur Bestimmung der Tumormarker abgenommen worden. Dabei gibt es drei verschiedene Werte, die Tumoraktivität nachweisen. In der Klinik hatte ich deutlich erhöhte Tumormarkerwerte gehabt, nämlich einen sogenannten CEA-Wert von 19 ng/ml (normal ist ein CEA-Wert von bis zu 7,5 ng/ml), einen normalen sogenannten CA 125-Wert (hier lag der Wert unter dem Normbereich von 37 U/ml) sowie einen sehr deutlich erhöhten CA 15-3 Wert mit 107 U/ml (normal muß er unter 30 U/ml liegen).
Wie sich später herausstellte, waren die Tumormarkerwerte bereits deutlich gesunken, wenn auch bei CEA und CA 15-3 noch nicht im Normbereich.
Nachdem der Gynäkologe auch nach einer gründlichen Untersuchung zufrieden konstatierte, daß sich

mein Zustand augenscheinlich stabilisiert hatte, fragte er mich noch, ob ich mit den Aredia-Calzium-Infusionen auch fortfahre. Wir berichteten ihm, daß wir in Übereinstimmung mit F. diese Infusionen gestoppt hatten, weil mein Calzium-Spiegel wieder normal sei. Darauf sagte er: »Ich bin unbedingt dafür, daß Sie die Aredia-Infusionen weiter erhalten, auch wenn Ihr Calzium-Spiegel wieder normal ist. Bei diesen Infusionen geht es nämlich nicht nur um den Calzium-Spiegel. Vielmehr haben ganz neue Studien ergeben, daß Aredia-Infusionen die Remissionszeit verlängern.«

Was war denn das? Die Remissionszeit verlängern? Wieso sollte das positiv sein? Wir baten ihn um eine Erklärung dieses Begriffes.

»Sie müssen sich das so vorstellen«, sagte er, »wir haben hier eine Maus, die im Käfig sitzt (das war mein Krebs). Irgendwann wird diese Maus einen Weg aus dem Käfig finden und wieder herauskommen. Wir wollen natürlich, daß sie so lange wie möglich in dem Käfig bleibt, das heißt, wir wollen die Remissionszeit möglichst lange dauern lassen. Dabei hilft uns Aredia.«

»Da haben wir aber einen ganz anderen Lösungsansatz«, sagte mein Mann, »wir glauben, daß sich meine Frau von dieser Krankheit befreit hat, die Krebszellen sind bereits gegangen, deshalb interessiert uns die Remissionszeit überhaupt nicht.«

»Außerdem«, sagte ich, »glaube ich nicht an eine Maus im Käfig. Ich will und werde diese Infusionen nicht nehmen.«

»Wie Sie wollen«, sagte er, und man sah ihm an, daß er

uns für reichlich seltsam hielt. Trotzdem war er sehr freundlich, und ich fing an, ihn zu mögen. Ich merkte ihm an, daß er mit meinem Zustand zufrieden war und daß ihn meine Verfassung, mit der er offenbar überhaupt nicht gerechnet hatte, freute. Ich war inzwischen auch schon so weit, daß ich mein Leben in die eigenen Hände nahm und mir zwar alles geduldig anhörte, das konstruktiv sein konnte, es jedoch auch kritisch hinterfragte. Ich glaube, das spürte er und akzeptierte es auch.
Schon zu diesem Zeitpunkt hatte ich in meinem Hinterkopf, daß ich möglichst schnell mit der Chemotherapie, die ich damals bereits eher für mich schädlich hielt, aufhören wollte. Dies wagte ich jedoch noch nicht und wollte es beim nächsten Termin in vier Wochen diskutieren.
»Sie könnten«, sagte der Gynäkologe dann schließlich, »mit den Röntgenaufnahmen noch den Röntgenologen aufsuchen, der sie in Ihrem Beisein ansehen könnte.«
Wir verabschiedeten uns also und gingen mit den Bildern zur Röntgenabteilung. Dort blieb ich, feige, wie ich noch war, im Wartezimmer sitzen, während mein Mann sich von dem Chef der Abteilung die Bilder erklären ließ. (Mein Mann hat mit der Zeit so viel über Röntgenaufnahmen gelernt, daß er sie inzwischen selbst gut »lesen« kann.) Ich wollte mir diese Aufnahmen nicht genau ansehen. Seit der Diagnose schon hatte ich mir meine Bilder und Befunde nicht ansehen wollen (wieder funktionierte mein Verdrängungsmechanismus prächtig) ja, ich wollte nicht einmal, daß sie sich im gleichen Zimmer oder Haus befänden. Des-

halb bewahrten wir alle Unterlagen in unserer Garage auf. Irgendwie hatte ich immer das Gefühl, daß schlechte Energie von ihnen ausging.
Wie erwartet, wurden die Röntgenbilder positiv befunden, das heißt, es wurde eine Stabilisierung des Befundes bestätigt.
Nach all diesen für uns damals sehr positiven Nachrichten feierten wir mit einem Glas Champagner (und vergessen war in diesem Moment meine Diät). Außerdem riefen wir unsere Eltern an, die sich mit uns freuten, sowie U. und F., die auch begeistert waren. Wir wollten auch abends ausgehen und feiern und luden F. und ihren Mann und auch B. und seine Frau zum Abendessen ein. Dieses Feiern nach jeder Nachuntersuchung ließen wir danach eine Tradition werden, ja, schon vor den nächsten Untersuchungen sprachen wir die Einladung zum Essen aus. Ich wollte einfach gern mit Menschen zusammen sein, die sich mit mir freuen würden. Außerdem bemerkte ich auch, wie unerwartet diese Stabilisierung meiner Gesundheit für die Mediziner kam, und das machte mir Spaß. Ich gebe auch zu, daß dabei bei mir ein Element mitschwang wie: Ich kann den Medizinern auch etwas zeigen.
Vielleicht ist durch solche Aussagen bisher der Eindruck entstanden, daß ich von der Schulmedizin wenig halte und daß ich die Naturheilkunde bevorzuge. Dem ist aber nicht so. Ich anerkenne und bewundere die Errungenschaften der Medizin, und ich anerkenne die Leistung vieler Ärzte und genauso der Heilpraktiker. Beide können mit ihren Kenntnissen den Kranken Gutes tun, vorzugsweise sogar im Zu-

sammenwirken. In meinem Fall mußte ich jedoch ihre Aussagen in Zweifel ziehen, sonst wäre ich heute nicht hier.

Es ist auch nicht richtig, in den Medizinern Halbgötter in Weiß zu sehen und unsere Körper quasi bei ihnen abzugeben, damit sie »helfen«. Ich habe immer sehr viel von dem Satz »Hilf dir selbst, dann hilft dir Gott« gehalten. Ich glaube, ähnlich muß man es mit den Medizinern halten. Warum sollte ich mich nicht der unzweifelbaren Errungenschaften der Medizin bedienen? Ich muß dabei nur bei mir statt bei den Ärzten bleiben. Außerdem lege ich mit einem Abgeben der Verantwortung für meinen Körper den Medizinern eine Bürde auf, die viele von ihnen nicht tragen können und auch nicht tragen sollten. Diese übergroße Verantwortung erklärt gerade beim Thema Krebs auch die schon erwähnte unbewußte Kälte bei vielen Ärzten, die sich damit schützen. Ich habe für mich die Erfahrung gemacht, daß viele Mediziner es begrüßen, wenn ihr Patient sich selbst in die Hand nimmt. Genauso wie ich als Jurist meine Fachkenntnisse meinen Mandanten zur Verfügung stelle, sollte die Aufgabe der Ärzte lediglich im Vermitteln ihrer Spezialkenntnisse liegen. Niemand kann an einen Arzt Anspruch erheben, daß er ihn »rettet«. Ich darf mich nicht in Abhängigkeit den Medizinern (oder auch Heilpraktikern) gegenüber begeben. Niemand kennt mich und meinen Körper so wie ich, warum sollte ich also die Entscheidung, was mit mir geschehen soll, an einen anderen delegieren, so erfahren er in diesem Bereich auch sein mag? Die endgültige Entscheidung über eine Therapie muß ich

letztlich selbst fällen und dafür auch die Verantwortung übernehmen. Auch bei mir war dieser Prozeß eine langsame, stetige Entwicklung. Am Anfang fand ich das sehr schwer, es ist ja auch viel einfacher, einem anderen meine Verantwortlichkeiten aufzuladen.
Nach und nach, vor allem, als mir bewußt wurde, daß die Prognose, die man mir gestellt hatte, nicht eintraf, fiel es mir immer leichter, mich aus dieser Abhängigkeit zu lösen.
Bei diesem Prozeß hilft sicherlich auch, daß sich immer mehr Mediziner und auch Heilpraktiker der Kraft der menschlichen Psyche bei einer Erkrankung bewußt werden. So wurde bei einem der letzten Krebssymposien fast die Hälfte der Zeit mit dem Diskutieren der Auswirkungen der Psyche auf den Krebs verbracht, ein Zeichen dafür, wie wichtig dies heute auch von den Schulmedizinern genommen wird. Natürlich können diese dabei nach ihrem eigenen Sachverständnis nicht so weit gehen, daß sie als Möglichkeit annehmen könnten, daß ich meine Krankheit selbst erzeuge und selbst wieder gehen lassen kann. Doch eine Bewußtwerdung und Öffnung ist der erste Schritt dorthin.

Zweifel und Resonanz

Unsere größten Ängste sind die Drachen,
die unsere tiefsten Schätze bewahren.

R. M. Rilke

Nach jeder Untersuchung mit positivem Ausgang fühlte ich mich leichter und freier, je näher jedoch die nächste kam, desto unsicherer wurde ich und desto mehr Zweifel hatte ich an dem, was sich offenbar in mir vollzog. Obwohl dies angesichts der Schwere meiner Erkrankung verständlich ist, suchte ich nach Möglichkeiten, mit denen ich diesen Zweifeln begegnen konnte. Noch heute glaube ich, daß es bei einer Genesung nichts Kontraproduktiveres gibt als Zweifel und Angst.

Bei diesen Zweifeln hat mich das NLP weitergebracht. »Was müßtest du glauben, damit die Zweifel verschwinden?« war die Frage der Stunde. Und wenn ich dann sagte: »Ich weiß es nicht«, kam unweigerlich: »Und wenn du so tätest, als wenn du es wüßtest?« Wenn ich so tat, als wüßte ich es, wurde mir stets ein Glaubenssatz bewußt, den ich gegen die Zweifel einsetzen konnte. Auf diese Weise erwarb ich mir in einem Arbeitsprozeß Glaubenssätze, die mich vor den Selbstzweifeln schützten. Der Glaubenssatz »Ich kann alles« läßt mich weniger von Sicherheit abhängig sein und bekämpft somit meine Zweifel.

Auch mit D. sprach ich darüber. Ihre Antwort war, daß ich mir selbst trauen und mich ganz der Freude über die Besserung meiner Gesundheit hingeben sollte. Die Zweifel und Ängste könnte ich, wie gelernt, wegatmen. Es dauerte eine Weile, bis es mir gelang, das in die Tat umzusetzen. Doch dann war es das wirkungsvollste Mittel gegen meine Zweifel.
Diese Zweifel zeigten mir immer wieder, daß ich an meinem Bewußtsein noch eine ganze Menge arbeiten mußte. Deshalb stellten sie für mich auch immer wieder ein Geschenk dar, das mich trieb, weiter etwas an mir zu tun.
Diese Zweifel ließen mich auch zwei Monate Chemotherapie mitmachen, obwohl mein Gefühl mir davon abriet. Sie ließen mich die Hormone nehmen, obwohl ich angesichts von fünf Prozent rezeptorpositiver Zellen davon überzeugt war, daß sie mir nicht nützen konnten. Da ich schon immer sehr sicherheitsbedürftig gewesen war, wollte ich mich auch jetzt, in dieser schwierigen Lage, doppelt und dreifach absichern. Lediglich hinsichtlich der Chemo hatte ich nach zwei Monaten das Gefühl, daß sie mir mehr und mehr schadete, während die Hormone keinerlei Nebenwirkungen für mich hatten und die Naturheilmittel erst recht nicht. Wenn sie mir also nicht schadeten, dachte ich, konnten sie mir vielleicht nützen, und warum sollte ich sie dann nicht einnehmen?
Hinsichtlich all dieser Medikamente hatte mir D. erklärt, daß ich selbst den Zeitpunkt herausfinden müsse, an dem ich sie absetzen wollte. Alle Naturheilmittel sah sie als Pflege meines Körpers an, mit denen

ich ihm etwas Gutes tun konnte. Von der Chemotherapie hatte sie mir von Anfang an abgeraten.
Damals schämte ich mich dieser Zweifel, genauso, wie ich mich am Anfang für die Krankheit geschämt hatte. Heute erkenne ich, daß Zweifel ein Teil unseres Lebens sind und daß es nicht ehrenrührig ist, wenn ich welche habe. Nur dann bin ich gütig mit mir selbst, wenn ich manchmal schwach und zweifelhaft sein *darf,* wenn ich es mir selbst erlaube.
Heute weiß ich, wie ich mich davon befreien kann, nämlich, indem ich meinen Zweifel im Körper finde und ihn wegatme.
Natürlich wurden meine Zweifel von anderer Seite immer wieder geschürt und genährt. Sah ich eine Fernsehsendung zum Thema Krebs, stieß ich unweigerlich auf Aussagen wie: »Eine Heilung ist nicht möglich, wenn es schon diese und jene Symptome gibt.« Oder: »Krebs im Endstadium, wenn es keinen Ausweg mehr gibt«, und so weiter. Nach und nach erkannte ich, daß das Ansehen solcher Sendungen für mich nur Verschwendung war, und deshalb reagierte ich nach einiger Zeit auf Telefonanrufe, die mir eine Sendung zum Thema ans Herz legen wollten, nicht mehr mit dem sofortigen Anschalten des Fernsehers.
D. hatte mir gesagt, daß etwas, um das ich mich intensiv sorge, auch eintreten werde. Deshalb hatte sie mir schon bei ihrem ersten Besuch im Krankenhaus gesagt, daß sie von der Vorsorge nichts halte. Ihrer Ansicht nach aktiviere die Vorsorge wie die Nachsorge nur Ängste und Sorgen um die Gesundheit und öffne der Krankheit damit Tür und Tor. (Hier höre ich im

Hintergrund schon manche Mediziner aufbegehren, da für sie ja die Vorsorge noch immer als bestes Mittel gegen den Krebs gilt.) Ich denke nicht, daß man auf die Vorsorge ganz verzichten muß, vielleicht sollte man sie aber anders nennen - zum Beispiel Gesundheitsuntersuchung.

Als ich einmal wegen der Chemotherapie bei F. war, behandelte sie noch einen Patienten in einem anderen Sprechzimmer. Ich saß also in ihrem Zimmer und wartete. Da ich nichts anderes zum Lesen hatte, sah ich mir aus purer Langeweile ihre beachtliche Bibliothek an. Dabei stieß ich auf ein kleines Buch über Brustkrebs, eine medizinische Abhandlung für Studenten. Ich fing an, das Buch durchzublättern, las hier einen Abschnitt und dort. Ich war mir dabei bewußt, daß ich besser das Buch wieder in das Regal stellen sollte, denn so setzte ich mich der Gefahr aus, mich wieder in eine bestimmte Richtung zu programmieren. Nachdem ich nun einmal angefangen hatte, konnte ich jedoch nicht aufhören und las immer weiter.

Ein Satz fiel mir dabei sofort ins Auge, und ich konnte ihn auch danach lange nicht vergessen. Dort hieß es, daß dann, wenn ein Mammakarzinom einmal metastasiert habe, die Lebenserwartung nicht länger als zwei Jahre betrüge.

Immer mußte ich an diesen zweijährigen Zeithorizont denken. Was mir dabei gar nicht sofort aufging, war, warum ich mit meinem prognostizierten Zeithorizont von ein paar Wochen mich über eine - angeblich - limitierte Lebenserwartung von zwei Jahren aufregen sollte.

Selbst wenn ich mir diesen Punkt vor Augen hielt, konnte ich jedoch diesen Gedanken einer nur zweijährigen Lebenserwartung vorerst nicht aus meinem Kopf verbannen. Ich bemerkte, daß ich diese Zeitspanne wie ein Programm im Hinterkopf hatte, und ich brauchte ein paar Wochen, bis es mir gelungen war, dies zu vergessen. Seither sehe ich mir keine medizinischen Bücher mehr an, lieber langweile ich mich, wenn ich im Wartezimmer sitzen muß.
Seltsamerweise hatte ich aus den wenigen Wochen, die man mir gegeben hatte, nie so ein Programm gemacht wie aus den zwei Jahren. Ich glaube heute, daß das daran lag, daß für mich ein Zeithorizont von einigen Wochen nicht im Bereich des Denkbaren lag (wahrscheinlich auch aus Selbstschutz) und ich mich mit dieser kurzen Zeitspanne, wie mit der ganzen Krankheit, nicht identifizieren konnte, während ich mich bei den zwei Jahren, die so fern schienen, getroffen fühlte (Gott sei Dank habe ich auch diese zwei Jahre schon länger hinter mir).
Als es mir nach und nach immer besser ging, hatte D. eines Tages etwas sehr Provokantes gesagt. »Ich glaube«, sagte sie, »daß du dich nie in diesen Zustand gebracht hättest, es nie so weit hättest kommen lassen, wenn du nicht damals schon gewußt hättest, daß du es auch wieder da heraus schaffen wirst.« Das konnte ich nicht glauben. Ich sah mich auch noch zu sehr als Opfer, als daß ich einer solchen Hypothese beipflichten konnte. Außerdem implizierte diese Aussage, daß ich in vollem Bewußtsein meine Umgebung mit meiner Krankheit terrorisiert hatte und meine Karten bis

(fast) zum Ende ausgereizt hatte. Mit einem solchen Bild von mir selbst konnte ich mich nicht abfinden.
Dies sollte jedoch nicht die einzige Provokation bleiben, die ich aus ihrem Munde hörte. Nach und nach erkannte ich, daß sie sich der Provokation als Mittel zum Wachrütteln der Menschen bediente. Sie spricht dabei sehr oft etwas sehr überspitzt aus, von dem ich im ersten Moment glaube, daß es nicht wahr ist. Nach einigem Nachdenken geht mir jedoch oft auf, daß die Provokation ein Körnchen Wahrheit enthält, mit dem ich mich auseinandersetzen muß. Springe ich nämlich auf diese Provokation hin an, heißt, ruft diese bei mir eine Emotion hervor, wie Zorn, Wut, Trauer, Stolz und so weiter, so gebe ich ihr im Kern einen Wahrheitsgehalt, denn sonst würde ich ja nicht reagieren, sie ließe mich kalt.
Ich habe oft bei den von D. in meine Richtung ausgesprochenen Provokationen mit Aggressivität reagiert, da ich mich erkannt fühlte, es jedoch nicht wahrhaben wollte.
Nach und nach wurde mir bewußt, daß das von ihr entwickelte sogenannte Resonanzgesetz überall in unserem Leben sichtbar wird. Jeden Tag gehen wir nämlich mit anderen Menschen über unsere Sinne in Resonanz. In jeder Kommunikation, die ein Mensch sendet, bekommt er das, was er gesendet hat, von seinem Gesprächspartner komplementär übermittelt zurück. Das heißt, ich als Sender bekomme meine Antwort von einem Empfänger; scheinbar bekomme ich die Antwort eines anderen. In Wahrheit ist es jedoch meine eigene Reflektierung.

In Resonanz mit mir selbst, so sagt D., bin ich nur, wenn ich weder bewerte noch erwarte oder beurteile. Erst dann finde ich meine eigene Schwingungs- und Lichtfrequenz und generiere meine eigene Energie, mein reines Bewußtsein. Da wir alle unsere eigene Energie nicht finden können, stehlen wir uns Tag für Tag, Minute für Minute, Energie bei anderen.

Energie

»Wenn sich jemand so intensiv mit dir beschäftigt, erhältst du seine volle Aufmerksamkeit und Energie. Je länger du jemanden für dich und dein angebliches Geheimnis interessieren kannst, desto mehr Energie erhältst du.«

James Redfield,
»Die Prophezeiungen von Celestine«

Ursprünglich besteht jeder Mensch aus reiner Lichtenergie, und wir sind alle Teil eines gigantischen kosmischen Energienetzwerkes. Jeder von uns trägt seine eigene Energiequelle in sich, ist sein eigenes Kraftwerk.

Nun aktivieren wir schon seit Generationen Verhaltensmuster, die Bewertungen hervorrufen und damit Programme und Glaubenssätze erzeugen. Diese Programme sind in all unseren Körperzellen, nicht nur den Gehirnzellen, gespeichert.

Durch den Glauben, daß ich Krebs bekommen würde, erzeugte ich ihn schließlich und verdrängte ihn ganz tief.

Unsere Programme und Glaubenssätze verdrängen wir in unser Unterbewußtsein, das wir dadurch von unserem Bewußtsein trennen, damit wir uns ihnen nicht stellen und uns nicht damit auseinandersetzen müssen. Ängste, negative Emotionen und Probleme werden in

unsere Unterbewußtseins-Besenkammer gepackt, bis sie so gefüllt ist, daß die Emotionen in unsere Körperzellen überlaufen. Dadurch werden unsere Körperzellen krank, da wir die Energie in ihnen zerstören. Dies äußert sich dann in Krankheit und Lebenskrisen.
Ich stelle mir das bildlich so vor, daß wir ursprünglich alle wie eine Glühbirne im kosmischen Energienetzwerk sind, die hell leuchtet. Unsere Verhaltensmuster und Programme, die uns belasten, schwärzen diese Glühbirne von außen, bis sie ganz und gar schwarz ist und kein Licht mehr nach außen dringen kann. Wir suchen und suchen, können jedoch die eigene Lichtquelle nicht mehr finden. Also weichen wir aus – wie gut kenne ich das! – auf Ersatzbefriedigungen wie Konsumrausch, übertriebene Aktivität, Karriere oder für manche auch Drogen, Alkohol, Macht, Geld und so weiter. Mit jedem Teil, das ich mir kaufe, kaufe ich mir in dem Moment ein winziges bißchen Energie, mit jeder Droge, die ich nehme, putsche ich mich kurze Zeit auf und suggeriere mir, daß ich wieder etwas Energie habe.
Was mir erst heute bewußt ist, ist, daß wir uns mit diesen Ersatzbefriedigungen alle nur belügen, denn das Leben findet woanders statt. Diese Ersatzdrogen verdrängen ja nur das Gefühl von tiefer innerer Leere, und wir entfernen uns immer weiter von uns selbst (Abb. 1). Deshalb sind wir auch alle auf der Suche nach Leben, und wahrscheinlich blüht deshalb das Geschäft mit Selbstfindungskursen, Esoterik und dergleichen mehr, was uns jedoch nicht weiterhilft, da wir die Lösung woanders suchen.
Diese Programme führen dazu, daß wir immer weni-

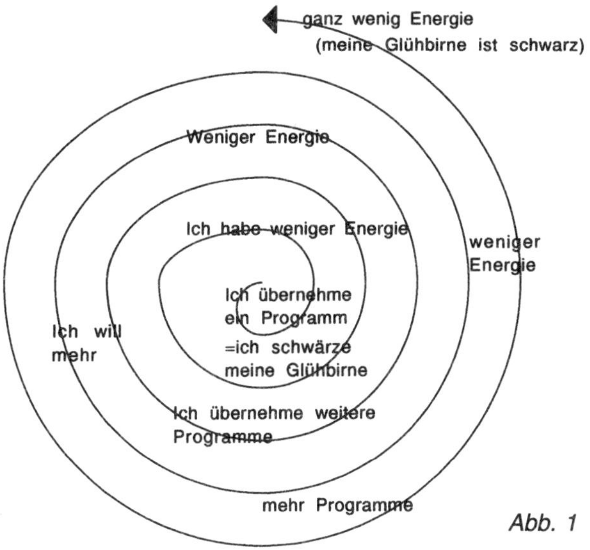

Abb. 1

ger Energie selbst erzeugen können und sie deshalb woanders suchen müssen, meist bei anderen Menschen, vorzugsweise bei uns nahestehenden.

Hierzu haben wir alle Mechanismen entwickelt, mit denen wir für uns gegenseitig am besten Energie »abzocken« können. Diese Mechanismen werden beispielhaft in James Redfields »Die Prophezeiungen von Celestine« beschrieben. Ein Beispiel möchte ich hier wiedergeben.

»Deine Art, Leute und Situationen zu kontrollieren«, erklärte er, »um Energie in deine Richtung zu lenken, besteht darin, ein Drama in deinem Kopf zu entwickeln, ein Drama, in dessen Verlauf du dich zurückziehst und versuchst, geheimnisvoll und verschlossen zu wirken. Du redest dir selbst ein, du seist vorsichtig, hoffst aber in Wirklichkeit, daß sich eine andere Person in dein Drama hineinziehen läßt, indem sie versucht herauszufinden, was eigentlich mit dir los ist.«

Finden kann ich die Lösung nur bei mir selbst, indem ich meine eigene Energiequelle wiederfinde, indem ich meine Glühbirne Stück für Stück von ihrem schwarzen Anstrich befreie. Das kann ich, indem ich meine Emotionen kläre, damit meine »Besenkammer« leerputze, mich selbst anerkenne und bewußt und klar kommuniziere. Hierdurch wird auch die Trennung zwischen Bewußtsein und Unterbewußtsein eliminiert. Dadurch kann ich Emotionen sofort klären und verdränge sie nicht länger. Wenn ich das geschafft habe, habe ich reines Bewußtsein erlangt (Abb. 2).

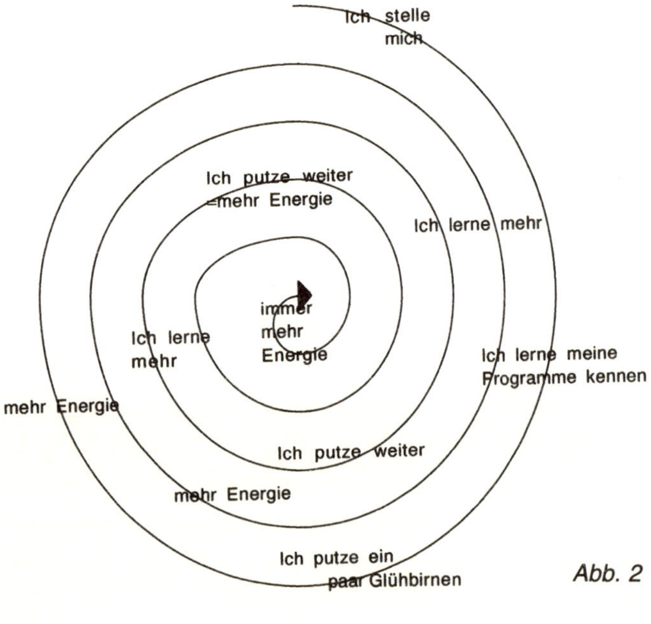

Abb. 2

Wenn ich einige Schritte in diese Richtung gegangen bin, verändert sich auch meine Kommunikation. Wenn ich deutlich etwas will, übermittle ich das dem anderen schon durch Blicke, wenn ich klar sende, muß ich meine Intention gar nicht unbedingt aussprechen. Worte, die ich dann verwende, nutze ich im Sinne einer klaren Botschaft. Dann beginne ich auch bewußt zu kommunizieren.

Alles, was ich tue, muß ich bewußt machen, mir in jeder Sekunde bewußt sein, was ich denke, wie ich handle und spreche. Dadurch werden mir Emotionen bewußt, und ich kann sie sofort relativieren und klären. Weil unsere heutige Kommunikation automatisiert abläuft, kommen die Schwingungsfrequenzen des gesprochenen Wortes beim anderen nicht mehr an. Statt dessen erreichen oft nur Floskeln, Worthülsen und programmierte Kommunikation den anderen, der dann das untrügliche Gefühl hat, daß wir gar nicht da sind. Erst wenn ich mir meine Kommunikation bewußt mache und klar und sauber sende, kommt das, was ich sage, bei meinem Gesprächspartner als reine Anerkennung an. Dafür muß ich jedoch auch berücksichtigen, was einzelne Worte beinhalten.

Ein einfaches Beispiel hierfür ist das Wort »kriegen«. Dieses Wort gehörte früher zu meinem Standardwortschatz. Nie sagte ich: »Ich bekomme dies«, immer hieß es: »Ich kriege dies.«

Mit jedem Wort wie Krieg oder kriegen aktiviere ich alle kriegerischen Emotionen in meinem Unterbewußtsein, führe also innerlich Krieg. Heute kommt das Wort »kriegen« in meinem Wortschatz nicht mehr vor, ich sage nur noch »bekommen« oder »erhalten«. Natürlich war dieses Wort speziell für mich besonders schädlich, da ich sowieso ein inneres Kriegsthema hatte.

Ich weiß, es ist anfangs schwer, sich die eigene Sprechweise bewußt zu machen, auf dem Weg zu einem klaren Bewußtsein kann mir meine Sprache jedoch helfen, meine Programme zu erkennen. Habe ich sie erkannt, muß ich mir auch nicht mehr jedes Wort ständig bewußt machen, dann kommuniziere ich von selbst klar.

Unbewußter Mensch *ist*	*Bewußter Mensch* *ist*
automatisiert, programmiert ängstlich, unsicher agiert mit Programmen, bewertet, beurteilt, erwartet	lebendig, offen, frei charismatisch sendet reine Energie, Charisma, Selbstbewußtsein

Auflösen kann ich Energieraub nur mit emotionalem Bewußtsein, das heißt, indem ich in meinem Körper Lichtenergie aktiviere. Das kann ich beispielsweise mit der Zellkernklärung tun. Ich habe dabei in meinen Zellen Lichtenergie aktiviert, habe mir mein Bewußtsein meiner Körperzellen angeschaut und dadurch meine emotionale Belastung, die die Krankheit hervorgerufen hat, geklärt.

Durch die erhöhte Lichtfrequenz trage ich mich und andere und bin kommunikativ weniger angreifbar. Ich bewerte nicht mehr nur nach äußeren Kriterien wie Erfolg, Geld, Schönheit, Mut, Prestige, Image und so wei-

ter, denn dabei kann ich den Menschen nicht sehen, wie er wirklich ist, weil ich dann immer nur Masken sehe und selbst anbehalte.
Meine echte Persönlichkeit kann ich nur dann entwickeln, wenn ich Masken und Programme fallen lasse. Da uns unsere Masken und Programme – scheinbar – Sicherheit bieten, kostet dies große Überwindung. Ich weiß ja nicht, was mich erwartet, wenn ich mich auf einmal ohne Masken stelle. Es ist deshalb wie ein Sprung ins kalte Wasser, von dem ich noch nicht einmal weiß, wie tief es ist.
Natürlich lasse ich mich viel eher und leichter fallen, wenn ich, so wie ich durch meine Krankheit, an der Wand stehe und sowieso nichts zu verlieren habe. Habe ich aber etwas zu verlieren, ist es viel einfacher, wenn ich mich weiterhin strengstens kontrolliere.
D. hatte mir schon am Anfang gesagt, daß es vergleichsweise einfach für sie sei, mit sehr kranken Menschen zu arbeiten, da diese, durch die Situation bedingt, sehr offen seien. Sie sagte deshalb auch immer, daß es einfacher sei, den Krebs zu klären als das Bewußtsein, ohne an der Wand zu stehen.
Was ich aus meiner fast dreijährigen Erfahrung mit ihr berichten kann, ist, daß sie und das von ihr propagierte Persönlichkeitsstudium ein Katalysator sind für jeden, der persönlich wachsen, seine Emotionen klären und sich besser kennenlernen will.

Nächste Nachuntersuchung

Manchmal fühlt sie: Das Leben ist groß,
wilder wie Ströme die schäumen,
wilder wie Sturm in den Bäumen.
Und leise läßt sie die Stunden los
und schenkt ihre Seele den Träumen.

R. M. Rilke, »Advent«

Vor jeder anstehenden Nachuntersuchung ließ ich neue Röntgenaufnahmen machen und von F. neue Blutwerte, vor allem Tumormarker, bestimmen und nahm all diese Aufnahmen und Daten mit in die Klinik. Ich hatte die Erfahrung gemacht, daß ich auf diese Weise immer sehr schnell wieder aus dem Krankenhaus heraus war. Ich wollte nie länger als unbedingt nötig dort bleiben.

Mein nächster Termin war am 11. 11. '94 um 11 Uhr. Als mir dieses Datum bewußt wurde, mußte ich lachen. Hieß das vielleicht, daß ich diese ganze Untersuchung als Faschingsscherz auffassen sollte?

Überhaupt finde ich heute, daß wir alle auf diese Krankheit und alles was damit einhergeht, viel zu ernst reagieren. Drehen wir doch auch dies mal um 180 Grad herum. Lösen wir uns von den Tränen und lachen wir uns gesund. Nur dadurch kann mir doch mein Leben nicht so verdunkelt werden, daß ich nicht mehr fröhlich sein kann, schließlich bleibe ich doch ich. Meine Schwester erzählte mir einmal, daß sie auf dem Weg in mein Klinikzimmer hörte, wie ich mit meiner Freundin N. wie ein Teenager kicherte. Sie sagte, daß sie dies damals angesichts meiner Situation komisch fand. Auch meine Schwiegermutter und meine Schwägerin dachten vor ihrem Besuch, daß ich in Tränen aufgelöst im Bett liegen würde, und meine Schwiegermutter schrieb nachher in ihr tägliches Tagebuch, wie schön es gewesen sei, daß sie nicht habe weinen müssen, weil ich auch nicht geweint habe.

Natürlich hatte auch ich Momente, in denen ich weinte. Meine Grundhaltung war jedoch nach wie vor positiv. Vielleicht ist es ungewöhnlich, daß ich in einer solchen Lage immer noch kichern konnte. Ich bin dankbar für dieses Naturell, das mich selbst eine solche Situation leichter nehmen läßt. Ich bin dankbar, daß ich selbst in den dunkelsten Stunden immer noch fähig war zu lachen. Ich weiß, daß es wenig nützt, wenn ich jemanden zum Lachen auffordere, der weinen möchte. Wenn er weinen möchte, ist dies gut, dann soll er weinen. Andererseits sollten wir uns jedoch von der Vorstellung lösen, daß die Konfrontation mit einer lebensbedrohlichen Krankheit uns lediglich Ernsthaftigkeit und Trauer erlaubt, so daß es etwa im Beisein eines Todkranken unangemessen wäre zu kichern. Außerdem denke ich, daß mich das Versinken in die Tränen Energie kostet und mir gar nichts bringt, während mir das Lachen Energie gibt und mich mehr von der Krankheit wegführt.

Ich habe während meiner Klinikzeit die Menschen als ausgesprochen konstruktiv empfunden, mit denen ich lachen konnte, so wie ich auch heute noch Menschen in einer ähnlichen Lage, sei es durch Krankheit oder Krisen, weniger ernst als fröhlich begegne. Das heißt keineswegs, daß ich ihre Lage verkenne oder sie oberflächlich behandle. Ich kann jedoch den Ernst einer Lage anerkennen, ohne mich von ihm niederdrücken zu lassen.

Ich hatte also bei F. ein großes Blutbild samt Tumormarkerbestimmung machen lassen. Die Tumormarker sind dabei ein sehr wichtiges diagnostisches Mittel zur Verlaufsbeobachtung der Tumoraktivität. Es handelt sich um sogenannte Screening-Werte, die aber nur im Vergleich zu einem früher schon einmal abgenommenen Wert aussagekräftig sind. Wie schon berichtet hatte ich in der Klinik deutlich erhöhte Tumormarkerwerte. Außerdem hatte ich einen zu hohen Calziumspiegel und ein Leberwert, die alkalische Phosphatase, war deutlich erhöht, was auf eine Knochenerkrankung hinwies.

Als F. mir die Blutwerte telefonisch durchgab, war sie ganz euphorisch. An diesem 11. 11. '94 waren die Blutwerte samt und sonders im Normbereich, was, wie F. mir sagte, hinsichtlich der alkalischen Phosphatase bei meinem Befund eine Sensation darstellte. Solange ich noch Knochenmetastasen hätte, dürfte dieser Wert eigentlich nicht normal sein.

Bei den Tumormarkern lag der CEA-Wert mit 4,0 ng/ml schon im Normbereich (zuvor lag er bei 19 ng/ml), CA 125 ebenfalls normal bei 34,2 U/ml, der einzige meiner Blutwerte, der immer noch leicht erhöht war, war der CA 15-3 Wert mit 35,3 U/ml (normal muß er unter 30 U/ml liegen).

Da all dies äußerst ungewöhnlicherweise bedeutete,

daß die Tumoraktivität größtenteils zum Stillstand gekommen, wenn auch noch nicht ganz gestoppt war, ging ich diesmal leichten Herzens in die Klinik. Außerdem hatte mein Mann eine Messung durchgeführt und festgestellt, daß ich schon wieder um zwei Zentimeter gewachsen war! Es ging also doch!

Der Gynäkologe empfing uns ausgesprochen gut gelaunt und herzlich. Er sah sich die Blutwerte und Röntgenbilder an und stellte, obwohl kein Experte, eine teilweise Sklerosierung (= Wiederaufbau meiner Knochen) vor allen Dingen an der Wirbelsäule und an der Hüfte fest. Jeden einzelnen Wirbel auf den neuen Aufnahmen verglich er mit den alten Aufnahmen, die bei der Diagnose gemacht worden waren. Dabei konnte sogar ich als absoluter Laie erkennen, daß die Wirbel fünf und zwölf, die auf den alten Bildern praktisch nicht mehr zu sehen gewesen waren, wieder zarte Umrisse zeigten und daß die Dornfortsätze der Wirbelsäule, die ebenfalls verschwunden gewesen waren, wieder erkennbar wurden. Begeistert ließ ich mir diese Entdeckung von dem Gynäkologen bestätigen. Ganz offensichtlich hatte dieser Mühe, den Verlauf, den meine Krankheit zu nehmen begann, zu begreifen.

Er ließ jedoch mit keinem Wort erkennen, daß er davon ausging, daß diese sensationelle Entwicklung nicht an der von ihm verordneten Medikation, nämlich der Chemotherapie gelegen hatte, obwohl er mir damals in der Klinik selbst gesagt hatte, daß diese niedrig dosierte Chemo lediglich adjuvant gegeben werde. Nun ließ sich die Entwicklung plötzlich mit dieser Mini-Chemo erklären.

Gerade hinsichtlich dieser Chemotherapie wollte ich aber deren Beendigung mit ihm diskutieren. Etwas mehr als drei Monate nur, von August bis Anfang November hatte ich die Chemo wöchentlich genommen. Da ich nun sicher war, daß sie mir nur schadete, wollte ich damit aufhören. F. war sowieso meiner Meinung.
Ich glaube, daß er merkte, daß ich mich schon entschlossen hatte, und das war wohl auch der Grund, daß er relativ schnell sein Okay gab. Man könne ja dann die Chemo noch einmal einsetzen, wenn der Tumor wieder aktiv werde, sagte er. Ich erklärte ihm, daß ich daran sowieso nicht glaube.
Er untersuchte dann die Brust und stellte zufrieden fest, wie deutlich kleiner der Tumor schon geworden war. Er sagte sogar, daß er es jetzt gut fände, daß wir anhand der Reduktion des Primärtumors den Verlauf so gut beobachten könnten. (Dabei hatte *er* mir doch geraten, ihn herauszunehmen!). Er klopfte auch wieder meine Wirbelsäule ab, um eventuelle Beschwerden festzustellen. Als dies nicht der Fall war, fragte er mich, ob ich noch irgendwelche Schmerzmittel nähme. Als ich verneinte, freute er sich sichtlich und sagte: »Sie fühlen sich also schon fast wie gesund?«
»Ja«, sagte ich, »ich fühle mich gesund.«
Dann sagte ich ihm, daß ich von nun an nicht mehr alle vier Wochen in die Klinik kommen wolle, ob es ihm recht sei, wenn wir die Abstände zwischen den Untersuchungen ausdehnen würden?
Er war damit einverstanden, empfahl aber einen Drei-Monats-Rhythmus. Er ging sogar schon so weit, daß er uns nicht auf einen Termin festlegen wollte, sondern

darum bat, daß wir mit seinem Sekretariat einen vereinbaren sollten. Wie fühlte ich mich auf einmal frei, ohne das wöchentliche Korsett der Chemo und ohne eine vierwöchentliche Nachuntersuchung!
Wir verabschiedeten uns und gingen wie beim letzten Mal in die Röntgenabteilung, weil wir die Röntgenbilder dort abgeben wollten. Auch diesmal warteten wir auf den Oberarzt, der uns den Befund erklären sollte. Immer noch war ich zu feige (es war ja auch erst vier Monate her seit der Operation), um mir meine Bilder im einzelnen anzusehen, so ließ ich wieder einmal meinen Mann mit ihm sprechen.
Das Ergebnis war uns nun schon nicht neu, aber wir freuten uns über das ungläubige Staunen des Arztes. Er bestätigte den Befund des Gynäkologen und zeigte meinem Mann noch einige andere Stellen, an denen eine weitere Sklerosierung und Kalkeinlagerung stattgefunden hatte.
Mit all diesen wunderbaren Neuigkeiten im Gepäck machten wir uns auf, um Champagner zur Feier des Tages zu trinken. Natürlich riefen wir auch unsere Eltern an, die ob der Neuigkeiten, die keiner so recht erwartet hatte, ganz aus dem Häuschen waren. Auch U. und F. freuten sich mit mir. Wieder wollten wir uns mit F. und ihrem Mann und, da B. abends frei hatte, auch mit B. und seiner Frau zum Abendessen treffen. Ich hatte allen Grund zum Feiern!

Freude, Freude, Freude

Werd' ich zum Augenblicke sagen,
Verweile doch, du bist so schön.

J. W. von Goethe, »Faust«

Wir gingen in ein schönes kleines italienisches Restaurant mitten in Schwabing und kamen gleichzeitig mit B. und seiner Frau vor dem Eingang des Restaurants an. Als B. mich sah, war er so begeistert und euphorisch, daß er mich erst mal in die Arme schließen und ganz fest drücken mußte. »Mensch, Eva«, rief er, »ich bin noch nie in meinem Leben so froh gewesen, daß ich mich mit einer Prognose geirrt habe. Und daß ich mich geirrt habe, sehe ich dir an; du bist schon wieder genauso schön wie vorher.«
Es wurde ein wunderschönes und ausgelassenes Abendessen. Auch F., die sich so sehr in meine Krankheitsgeschichte hineingekniet hatte, die sich ganz besonders für mich eingesetzt hatte, die so an mich geglaubt hatte und der ich mit Recht einen hohen Anteil an meiner Genesung gebe, war so froh, daß wir viel zusammen lachten und uns Gedanken darüber machten, wie wohl der Gynäkologe wirklich über meinen Befund dachte. »Ich glaube«, sagte F., »daß er jetzt schon eine Menge gelernt hat und noch viel mehr lernen wird. Er muß sich ja im stillen im klaren darüber sein, daß seine Medikation diesen Befund nicht er-

zeugt haben kann. Als Internistin kann ich ihn sehr gut verstehen. An seiner Stelle würde ich auch erst mal nach jeder möglichen wissenschaftlichen Erklärung suchen. Ich glaube, daß du uns allen etwas gezeigt hast.«

Ich war so kindisch froh an diesem Abend, daß ich mit meiner Freude am liebsten die ganze Welt angesteckt hätte. Und mit dieser Freude kamen auch unweigerlich Gedanken an die Zukunft.

Bisher hatte ich es mir selbst weitestgehend verboten, fernere Zukunftspläne zu machen. Nun stand mir - so fühlte ich es in diesem Moment, obwohl ein Tumormarkerwert noch nicht normal gewesen war - die Welt wieder offen.

Ich hatte eine Riesen-Hürde genommen, ich war über die erste düstere Prognose hinweg.

Ich lebte.

Ich ging sogar so weit, daß ich B. fragte, ob ich denn in diesem Winter 1994 schon wieder Ski fahren dürfte. Obwohl ich sehen konnte, daß er dachte: »Wenn dem Esel zu wohl wird, geht er aufs Eis«, sagte er: »Wenn du jetzt annimmst, daß ich dich wegen dieser Pläne tadeln will, irrst du dich. Wenn du das Gefühl hast, wieder Ski fahren zu können, dann tu es. Von meiner Warte aus kann ich dir sagen, daß der Metallwinkel das sicher aushalten wird. Du sollest aber wegen deiner Wirbelsäule vorsichtig sein.«

Tatsächlich fuhr ich erst im darauffolgenden Winter zum ersten Mal wieder Ski.

Ich dachte auch schon wieder ans Arbeiten, da bremste mich F. jedoch und sagte: »Ich finde, du solltest dir eine etwas längere Ruhepause gönnen und dich jetzt nicht mehr als unbedingt nötig stressen. Auch mit deiner Beinmuskulatur kannst du durchaus noch einiges verbessern, damit dein Gang wieder ganz normal wird. Gib dir Zeit.«

Natürlich hatte sie recht. Hier saß ich, vier Monate nach meiner Diagnose und dachte schon wieder ans Arbeiten, obwohl ich doch mit dieser ganzen Sache wirklich noch nicht fertig war. Außerdem gab es überhaupt keinen Druck von meinen (wirklich toleranten) Kollegen, und ich konnte mir Zeit lassen.

Am nächsten Tag sprach ich mit D. am Telefon. Auch sie freute sich mit mir, hatte aber auch seit meinem Besuch nie Zweifel an meiner Genesung gehabt. Jahre später sagte sie mir etwas Seltsames: »Du hast«, sagte sie, »schon beim ersten Mal, als ich dich sah, diesen Todesgeruch, den ich so oft bei Menschen in ähnlichen Situationen bemerkt habe, nicht gehabt, du hast ihn nie gehabt. Deshalb war mir von Anfang an klar, daß du hierbleiben wolltest.« Dieser Satz klang mir sehr vertraut in den Ohren, denn etwas Ähnliches hatte ja schon die Psychologin in der Klinik gesagt.

Nun sagte D. mir, ich dürfe mich jetzt wirklich rückhaltlos der Freude hingeben, ja, ich sollte die kommende Zeit damit verbringen, mich zu freuen.

Das war ein Rat, den ich leichten Herzens befolgen konnte, denn ich mußte die Freude in mir gar nicht suchen, sie war ja schon da. Mit der Freude über mein Leben wurde ich mir der Schönheit und Größe des Lebens bewußt. Auch sah ich viele Dinge nun mit ganz anderen Augen. Vieles, über das ich mich früher aufgeregt hatte, war mir jetzt egal. Auf der anderen Seite wurden mir Dinge wichtig, über die ich vorher nie nachgedacht hatte. Ich genoß das mir noch einmal geschenkte Leben!

Ich glaube, daß ich meine Freude auch an meine Umgebung kommunizierte. Meine Kinder, mit denen ich mich, da sie richtig ungestüme Buben sind, früher oft gestritten hatte, erlebten mich so sanft wie noch nie. Überhaupt störte mich nur noch wenig, und ich regte mich nicht mehr so schnell auf, wenn etwas nicht sofort klappte. Für meine Eltern und Geschwister hatte ich nun immer ein offenes Ohr, hörte aufmerksamer zu und konnte mich auch besser in sie hineindenken und deshalb kompetenter beraten. Ich war toleranter und offener für andere Menschen geworden. Mit der Freude, die ich innerlich zunehmend empfand, fühlte ich auch, daß ich immer mehr Energie bekam. Jeden Tag fühlte ich, daß mein Körper gesünder wurde, jeden Tag konnte ich wieder mehr Dinge selbst tun. Nachdem ich immerhin zwei Monate fast ganz auf andere angewiesen gewesen war, gab mir dies ein wunderbares Gefühl von Freiheit. Ich war so dankbar, daß ich dieses neue Leben bekam, daß ich diese Lebenslust mit der ganzen Welt teilen wollte.

Als ich im Krankenhaus lag, hatte mein Mann, um mir ein positives Zukunftsbild zu malen, immer gesagt: »Du weißt doch, daß wir im Mai 1995 mein zehnjähriges Insead-Jubiläum (eine Schule, auf der mein Mann in Frankreich studiert hatte) in Frankreich mit einem Ball feiern. Da werde ich mit dir wieder Walzer tanzen.« Wir waren schon immer begeisterte Tänzer gewesen, und ich liebte dieses Bild, aber Mai 1995 war für mich damals im Juli 1994 ein Datum, das hundert Millionen Jahre weg schien. Am Anfang hielt ich diese »Walzer-Idee« auch für eine Art Zweckoptimismus meines Mannes. Erst mit der Zeit ging mir auf, daß er es ernst meinte, daß er wirklich daran glaubte, daß er mit mir auf diesem Ball tanzen würde. Dieses Bild war eine Motivation für mich, der ich sehr gerne folgen wollte, nur wußte ich damals noch nicht wie.

Das zweite Bild, das er für mich erdachte, war das von uns beiden als altem, weißhaarigem Ehepaar, das gemeinsam auf einer Bank vor unserem Haus saß. Dieses Bild betitelte er: Hundert Jahre.

In der nächsten Zeit fragte er mich mindestens einmal in der Woche: »Wie alt willst du werden?«

Anfangs sagte ich immer: »Weiß ich nicht.«

»Aber ich«, antwortete er dann. »Hundert Jahre willst du werden!«

Ich lachte.

Dieser Ausspruch wurde bei uns zum geflügelten Wort. Wenn er mich danach fragte, wie alt ich werden wolle, sagte ich stets: »Hundert Jahre«, was ihn sehr befriedigte. Heute glaube ich, daß er mit diesem Satz immer wieder checken wollte, ob ich auch wirklich innerlich dableiben wollte.

Weihnachten 1994 schenkte er mir einen wunderbaren hellblau-glasklaren Aquamarinring und sagte: »Das ist mein zweites Hochzeitsgeschenk an dich, weil du dich zum zweiten Mal für mich entschieden hast, weil du bei mir geblieben bist. Eigentlich müssen wir ab jetzt zwei Hochzeitstage statt einem feiern.«

Auch meine Eltern waren vor Freude außer sich. Ich habe schon immer geglaubt, daß es kaum etwas Schlimmeres gibt, als wenn Eltern ihr Kind verlieren, selbst wenn dieses Kind schon sechsunddreißig war.
Ich weiß, daß meine Eltern meine Genesung als Geschenk Gottes auffassen. Bestärkt werden sie darin auch durch ihren Pfarrer, der immer wieder zu meiner Mutter sagt, was für ein Wunder dies doch sei.
Auch mit meinem Bein und, damit verbunden, mit dem Gehen, machte ich große Fortschritte. Am 4. September war ich zum ersten Mal wieder Rad gefahren, am 19. September war ich unbewußt schnell die Treppe in unserem Haus hochgelaufen und konnte es, oben angekommen, nicht fassen. Seit einem dreiviertel Jahr hatte ich diese Treppe nicht mehr schnell hochsprinten können, sondern immer nur eine Stufe mit dem linken Bein und dann das rechte nachgestellt. Wieder etwas, über das ich mich freute wie ein Kind.
Langsam aber stetig baute ich zweimal in der Woche mit Hilfe einer Krankengymnastin meine Beinmuskulatur wieder auf und nahm auch einen Teil des verlorenen Gewichtes wieder zu. Weil ich immer noch etwas kleiner war als früher, war es mir recht, nicht wieder alles zuzunehmen, was ich abgenommen hatte.
D. hatte mir außerdem eine Methode empfohlen, die sich Feldenkrais nennt, nach Moshe Feldenkrais, der sie entwickelt hat. Diese Methode will im Gegensatz zur »Kranken«-gymnastik, die Verbesserungen über das Aufbauen von Muskulatur erreicht, dem Menschen seinen Körper und seine Bewegungen bewußt machen, so daß der Körper sich selbst helfen kann.

Dazu nimmt der Feldenkraislehrer den Körperteil, der bewußt gemacht werden soll, in die Hand und läßt den Patienten diesen Körperteil, bei mir vorerst mein Bein, an ihn »abgeben«, das heißt, daß ich selbst keine gesteuerten Bewegungen mit dem Bein machen soll und alle Muskulatur loslassen soll. Das ist sehr viel schwieriger, als es sich anhört, da wir alle unsere Muskulatur unter strengster Kontrolle halten.

Ich hatte das Glück, daß ich in München eine wunderbare Feldenkraislehrerin fand, die einmal in der Woche bei Mozart-Symphonien mit mir arbeitete und auch andere Körperteile trainierte. Dadurch, daß ich soviel Knochenmasse in der Wirbelsäule verloren hatte, war meine Wirbelsäule relativ unbeweglich geworden. So konnte ich mich nicht besonders gut drehen und wenden und speziell durch den Abbau am fünften Halswirbel konnte ich meinen Kopf nicht mehr bis ganz nach hinten drehen. Besonders beim Autofahren war das sehr lästig, da mein Gesichtsfeld eingeschränkt war, was sich besonders beim Rückwärtsfahren bemerkbar machte.

Die Feldenkraislehrerin arbeitete deshalb viel an meiner Wirbelsäule und an den Halswirbeln. Wirklich konnte ich mit der Zeit meinen Kopf immer weiter nach hinten drehen, so daß ich heute wieder ein normales Sehfeld habe. Auch meine Beweglichkeit der Wirbelsäule wurde immer besser. Zuerst konnte ich, wenn ich z. B. im Schwimmbad war und tauchen wollte, von unten den Oberkörper nicht so weit nach oben wenden, daß ich die Wasseroberfläche sehen konnte. Nach und nach ging dies alles wieder. Wir arbeiteten auch an meinem Gang und machten richtiges Geh-Training. Wie ein Baby lernte ich dadurch die richtigen Gehbewegungen wieder, da ich über lange Zeit einen Schongang entwickelt hatte, damit ich das rechte Bein nicht belasten mußte.

Außerdem wurde ich immer größer. Bis 1,70 m habe ich mich schon wieder »hinaufgearbeitet«. Vor allem dies nimmt mein Mann immer als Zeichen für den Knochenaufbau.

Alles in allem verbrachte ich die drei Monate bis zur nächsten Nachuntersuchung wirklich damit, daß ich mich über mein Leben freute und es in vollen Zügen genoß.

Dritte Nachuntersuchung

Das Komische am Leben ist:
Wenn man darauf besteht, nur das Beste
zu bekommen, dann bekommt man es
häufig auch.

W. Somerset Maugham

Obwohl es mir immer besser ging und ich mich jeden Tag darüber freute, obwohl ich zunahm und leichter gehen konnte, wurde ich doch, je näher der nächste Untersuchungstermin im Februar 1995 rückte, immer unsicherer. Ich traute noch immer nicht ganz den »Reparaturarbeiten«, die mein Körper täglich vollzog. Außerdem ließ mich das Gefühl nicht los, daß das Ganze viel zu einfach gewesen war, daß dafür doch mehr Anstrengung und inneres Arbeiten »im Schweiße meines Angesichtes« nötig sein mußte. So sehr hatte ich diese Krankheit immer als Tragödie bei anderen gesehen und erlebt, daß ich schwerlich daran glauben konnte, daß ausgerechnet ich, die ich mich doch so verdreht da hineinmanövriert hatte, meine Selbstheilungskräfte aktivieren konnte, was augenscheinlich so vielen anderen verschlossen blieb.

Es riefen mich auch immer wieder mir fremde Menschen an, die entweder von F., von B. und D. oder von einem meiner Freunde von meinen Erlebnissen erfahren hatten und die momentan ähnliches durchmachten wie ich im Juli '94. Anfangs dachte ich mir nichts dabei und erzählte immer wieder meine ganze Geschichte. Ich wollte auch all diese Leute ermutigen und ihnen sagen, daß ich ganz fest daran glaubte, daß jeder es schaffen konnte, die Krankheit hinter sich zu lassen.

Nach einigen solchen Gesprächen machte ich jedoch zwei Feststellungen: Einmal fühlte ich mich immer, wenn ich schon wieder alles erzählt hatte, sehr erschöpft. Ich merkte, daß mich diese Unterhaltungen Energie kosteten und daß ich oft danach selbst mit Zweifeln kämpfen mußte. Auch kostete es mich Kraft, daß ich all dies immer wieder aufs neue durchleben mußte.

Ich weiß heute, daß meine Erschöpfung auch darin begründet lag, daß die meisten dieser Menschen so hoffnungslos waren und so verzweifelt, daß sie ganz offensichtlich auf der Suche nach Energie mir – natürlich unbewußt – welche abzapften. Hätte ich danach das Gefühl gehabt, daß dieses mein »Energieverschleudern« wenigstens einen Effekt gehabt hätte, hätte ich es leichter nehmen können.

Die zweite Erfahrung bestand darin, daß mir diese Menschen nämlich meistens schlichtweg nicht glaubten, daß man auf so einfache Weise eine Wende herbeiführen konnte. Ich konnte ihre Zweifel manchmal körperlich spüren. Sie hielten sich (ähnlich wie mein Gynäkologe) an den Medikamenten fest, die ich genommen hatte, an der Bestrahlung und so weiter. Damit zeigten sie mir immer wieder, daß sie nicht an meine eigenen Kräfte und vor allem nicht an die ihren glauben konnten, sondern »Rettung« bei oder über jemand anderen suchten. Dieser mangelnde Glaube aktivierte natürlich auch Zweifel in mir - so weit war ich von der Krankheit schließlich auch noch nicht entfernt. Deshalb ging ich nach einiger Zeit solchen Gesprächen bewußt aus dem Weg, obwohl D. immer sagte, daß diese ein Geschenk für mich seien, das mich an meinen eigenen Zweifeln arbeiten ließ. Andererseits konnte ich die Haltung dieser Menschen teilweise gut nachempfinden. Ich glaube, daß ich selbst vor meinen Erlebnissen nur schwer an so eine Geschichte hätte glauben können.

Nur dadurch, daß ich bei der Diagnosestellung so extrem offen für jeglichen und *jeden* Lösungsansatz war, nur dadurch, daß ich *alles* für möglich hielt, konnte ich Wege beschreiten, die mir vorher sowohl verrückt als auch ineffektiv oder gefährlich erschienen wären.

Ich benutze das Wort »gefährlich« bewußt. Ein Teil meiner anfänglichen Skepsis bei allem, was D. anging, rührte nämlich daher, daß ich Angst hatte, mich von einer Art Guru oder einer anderen obersten moralischen Instanz als Gott abhängig zu machen und daß ich dann vielleicht aus der Krankheit herauskäme, aber moralisch vom Regen in die Traufe. Genährt hatte diese Angst auch das Gespräch mit der Cousine meines Mannes, die bei allem, was nicht direkt mit Gott verbunden war, von »Teufelswerk« sprach, und allein die schulmedizinische Behandlung guthieß. Dies bedeutete, daß Gott offenbar billigte, daß ich sein Geschenk, meinen Körper, mit Chemo und Strahlen mutwillig zerstörte, es jedoch ablehnte, daß ich meinen

Körper mit alternativen Heilmethoden und mit der Aktivierung meiner eigenen Kräfte erhielt. Damals verunsicherte mich ihre Bestimmtheit, heute weiß ich, nach allem, was ich selbst erlebt habe, daß dies nicht richtig ist. Ich habe mir meine Kritikfähigkeit und meine eigene Meinung stets bewahrt.

Weder habe ich mich abhängig von D. gemacht noch von sonst jemandem. Ich habe D. von Anfang an als möglichen Katalysator anerkannt, nicht weniger, aber auch nicht mehr. Dieses Faktum ist auch von D.s Seite immer wieder betont worden. Immer wieder sagte sie: »Ich helfe dir nicht, du machst alles allein. Ich baue dir nur eine Brücke.« Durch einen solchen Satz wirkte sie natürlich auch jeglicher Tendenz nach Abhängigkeit entgegen und respektierte mich als eigenständige Persönlichkeit. In meinen Augen ist dies die einzige Möglichkeit, daß ich nicht nur gesund wurde, sondern auch gesund *bleibe.* Wäre ich nämlich der Ansicht, daß meine ganze Heilungsgeschichte auf D. oder auf F. basiert, hätte ich mich in ein neues gigantisches Abhängigkeitsprogramm begeben und setzte mich permanent der Gefahr eines Rückfalls aus.

Nur wenn ich anerkenne, daß ich selbst alle - möglicherweise schlummernden - schöpferischen Kräfte in mir habe und daß Ursache und Wirkung bei mir anfangen und bei mir aufhören, kann ich ein Problem nachhaltig lösen.

Wo war ich? Ach ja, die dritte Nachuntersuchung.

Diese Untersuchung fand im Februar 1995 statt, also acht (sic!) Monate nach meiner Diagnose und Prognose.

Wieder hatte ich von F. meine Blutwerte bestimmen lassen und meine eigenen Röntgenaufnahmen mitgebracht.

Als F. mich am Morgen des Untersuchungstermins anrief, weil sie mir die Blutwerte mitteilen wollte, sagte sie: »Weißt du, die Werte sind so phänomenal, daß es mir richtig Spaß macht, sie dir durchzugeben. Dein Blutbild war ja schon beim letzten Mal normal und ist es noch. Und deine Tumormarker, halt dich fest, sind weiter gesunken:

CEA auf 1,1 ng/ml (Normal < 7,5)

CA 125 auf 16,1 U/ml (Normal < 37 U/ml)

CA 15-3 auf 16,1 U/ml (Normal < 30 U/ml)

Das sind Tumormarker wie bei einem vollständig gesunden Menschen! Ich bin mal gespannt, was dein Gynäkologe dazu sagt; wir sehen uns heute abend beim Essen.«

Mein Mann hatte auch schon meine neuen Röntgenbilder mit den älteren verglichen und konnte eine weitere Sklerosierung meiner Knochen feststellen. Ganz umsonst hatte ich wieder gezweifelt! Wirklich fragte ich mich allmählich, wozu ich noch in die Klinik zur »Nachsorge« ging. (Ich hatte auch am Anfang mit Stolz einen sogenannten Nachsorgekalender überreicht bekommen, den ich schon ein paar Monate später »verlor«.)

Wir gingen also frohgemut in die Klinik. Sichtlich erfreut und begeistert sah sich der Gynäkologe die Blutwerte und die Bilder an. Auf diesen Bildern konnte man erkennen, wie weit sich meine Wirbelsäule in diesen drei Monaten seit der letzten Untersuchung schon wieder aufgebaut hatte. Ich konnte klare Konturen der Wirbel und Dornfortsätze erkennen und auch im Bereich der Hüfte und des Oberschenkels, wo immer noch der Metallwinkel saß (und sitzt), konnte selbst ein Laie die weitere Verdichtung und Härtung der Knochen erkennen.

Der Primärtumor in meinem Busen schrumpfte weiter, was der Gynäkologe hocherfreut feststellte, denn dies war ja auch ein sicheres Zeichen für das allmähliche Verschwinden der eventuell noch im Körper befindlichen Krebszellen.

Das Erstaunlichste für ihn war jedoch die Tatsache, daß meine Tumormarker weiter gesunken waren und diese traumhaften Werte erreicht hatten, obwohl ich seit der Woche vor dem 11. November 1994 keine Chemotherapie mehr bekam und die Strahlentherapie schon seit Juli 1994 beendet war. Das hieß nämlich zweifelsfrei, daß die Chemotherapie nicht der Grund für diese Entwicklung gewesen sein konnte, das hatte mir auch F. bestätigt. »Ja«, sagte der Gynäkologe auf meine entsprechende Frage, »ich glaube jetzt, daß dieser Verlauf an der Hormontherapie liegt, die wir Ihnen verordnet haben.«

Anfangs war also die Chemo Ursache meiner Gesundung gewesen, jetzt war es auf einmal die Hormontherapie, obwohl ich auf der ersten Stufe von einer zwölfstufigen Scala hinsichtlich der Hormonrezeptoren lag und lediglich fünf Prozent meiner Zellen möglicherweise darauf reagierten! F. hatte mir erklärt, daß die Therapie nach medizinischem Ermessen niemals diesen Effekt erzeugen konnte. Es blieb also wirklich

nichts mehr übrig, das eine medizinische Erklärung zuließ.
Hinsichtlich der Röntgenbilder bestätigte er das, was mein Mann beim Vergleichen der Bilder schon festgestellt hatte, wollte aber noch einen Befund vom Röntgenarzt. Die Röntgenabteilung war mittlerweile jedoch etwas ungehaltener darüber, daß ich immer mit fertigen Röntgenbildern ohne Befund in die Abteilung kam, denn auf diese Weise hatten sie die Arbeit damit, konnten die Bilder aber nicht abrechnen. Wenn ich schon einen Befund von ihnen wollte, sollte ich auch die Bilder bei ihnen machen lassen. Als wir dies dem Gynäkologen berichteten, rief er den Oberarzt der Röntgenabteilung persönlich an und sagte: »Herr Kollege, ich habe hier Frau Sanders, deren Röntgenaufnahmen Sie schon einmal befundet haben. Würden Sie dies bitte mit den neuen Bildern heute noch einmal für uns tun? Bei Frau Sanders ist nämlich eine so schöne Remission eingetreten, daß sie ihre Bilder aufgrund des Vertrauens in unsere Klinik (!) nur von Ihnen befundet wissen möchte.«
War das derselbe Arzt, der mir bei seinem ersten Besuch in meinem Krankenzimmer gesagt hatte, daß eine Remission nicht möglich sei? In meinem mehr als euphorischen Freudentaumel über all die guten Nachrichten an diesem Tag ging dieser Gedanke aber schnell unter. Ich fühlte mich wie ein kleines Kind an Weihnachten, das ein wunderbares Geschenk bekommt. Wir verabschiedeten uns.
Der Röntgenologe befundete - immer noch ohne mich, immer noch zu feige! - meine Bilder und bestätigte die

Aussagen des Gynäkologen. Ausgelassen machten wir uns traditionsgemäß auf zu unserer kleinen privaten Feier.

Das vorherrschende Gefühl, das ich neben meinem Freudentaumel nun hatte, war das einer wiedergewonnenen Freiheit. Ich war nun endgültig überzeugt, daß ich von nun an tun konnte, was ich wollte, daß ich ab jetzt selbstbestimmt war. Während meiner Krankheitsgeschichte hatte ich den Eindruck, daß der Krebs mich unfrei mache, mich in meinen Handlungen, Plänen, manchmal auch in meinem Denken und Fühlen einschränke. Meine Diagnose und Prognose war natürlich zwangsläufig mit hektischer Betriebsamkeit aller Beteiligten verbunden. »Du mußt jetzt dies«, »du darfst nicht das«, »Sie haben keine Wahl«, und so weiter, das waren die Sätze, die mir ein Gefühl von Unfreiheit suggerierten. Natürlich war dies alles in bester Absicht und mit meinem Wohlergehen im Auge gemeint, frei und selbstbestimmt fühlte ich mich dabei jedoch nicht.

Ich steckte dabei anfangs wie wohl die meisten Krebskranken in dem Dilemma, daß ich in meiner Situation wirklich keine Wahl hatte, ich mußte – so dachte ich wenigstens zu Beginn – die verordneten Therapien annehmen. Ich glaube, daß ich deshalb auch so allergisch auf diesen Satz »Sie haben keine Wahl, Sie müssen die Chemo nehmen« reagierte, weil diese Worte nämlich ein Spiegel meiner eigenen Gedanken waren, ich fühlte mich erkannt und, was noch schlimmer war, in einer Mausefalle, einer Falle, in die ich mich selbst plaziert hatte.

Ich hatte nur die Wahl zwischen zwei empfindlichen Übeln: entweder Chemotherapie oder einer weiteren Verschlimmerung der Krankheit. Ich glaube, daß sich an diesem Punkt alle in ähnlicher Situation fühlen wie Odysseus zwischen Skylla und Carybdis. Ich dachte, ich sei im Grunde nicht mehr frei für eine dritte Entscheidung.

Deshalb war auch das, was D. mir in der Klinik gesagt hatte, daß ich immer die Wahl habe, daß ich immer frei bin für *meine* Entscheidung, so wichtig. Erst das eröffnete mir meinen eigenen Weg.

Tatsache ist jedoch, daß ich mir erst mit der dritten Bestätigung für meinen immer weiter gesundenden Körper dieser Freiheit der Entscheidung voll bewußt wurde und mich erst jetzt wieder ganz selbstbestimmt fühlte: Abgesehen von D. war ich wie fast alle Menschen meiner Umgebung zunächst abhängig von Beweisen, damit ich wirklich und wahrhaftig an mich glauben konnte. Erst als ich selbst diesen Glauben hatte, konnte ich diese Botschaft »Glaubt an mich« ehrlich weitergeben und kommunizieren. Erst jetzt machte ich auch die Erfahrung, daß andere wirklich an mich glaubten. Beweise, das weiß ich schließlich als Anwalt, heben alle Zweifel aus den Angeln.

Jetzt erst war auch mein Mann so überzeugt, daß er überlegte, ob er weiter mit D. arbeiten sollte; jetzt erst fragten mich viele, die - offenbar - kein Problem hatten, nach ihrer Adresse (die übrigens im Anhang zu finden ist).

Auch bei F. hatte ich hin und wieder das, wie sie mir später sagte, ganz richtige Gefühl, daß auch sie erst einige Beweise für mein Gesundwerden brauchte, um an mich glauben zu können; als Internistin mit umfassender schulmedizinischer Ausbildung konnte sie eben auch nicht immer aus ihrer Haut heraus.

Einmal erzählte ich ihr etwa von einem Bekannten, der an Bauchspeicheldrüsenkrebs erkrankt sei. Ihre erste Reaktion, bedingt durch ihre jahrelange Erfahrung in internistischen Stationen, in denen sie, wie sie sagte, noch nie jemanden mit Bauchspeicheldrüsenkrebs hatte überleben sehen, verblüffte mich: »Keine Chance«, sagte sie (nach dem, was sie wußte, völlig zu Recht - und für diesen Bekannten endete es auch genau so, wie sie vorhergesagt hatte). Mein erster Gedanke war: »Aber mir hat man doch damals auch keine Chance gegeben.«

Wenn ich *einem* Menschen eine Chance einräume, muß ich das dann nicht bei *allen* tun? Sollte es nicht eine der wichtigsten Aufgaben unserer Mediziner sein, an uns Patienten zu glauben, auch wenn die Situation nicht danach aussieht?

F. ist heute meine einzige Ärztin, weil sie in jeder Situation mutig, kompetent und warmherzig und dabei immer offen für neue Erkenntnisse ist. Noch heute stehe ich staunend vor dem, was sie damals alles für mich getan hat. Fast alle Hinweise, seien sie zu medizinischen Studien oder alternativen Heilmethoden, kamen von ihr. Gerade in einer solchen Situation sind Menschen wie sie so wichtig. Außerdem kamen wir uns in dieser Zeit so nah, daß wir einander sehr viel geben konnten und können. Ich bin dankbar, daß ich sie kenne, und ich werde sie mein Leben lang als eine wunderbare Freundin betrachten.

Am Abend trafen wir uns mit ihr und ihrem Mann beim Abendessen. Ich weiß noch, es gab Ente mit Rotkraut, Kastanienpüree, Preiselbeeren und Kartoffeln. Nie in meinem Leben hatte mir eine Ente so gut geschmeckt wie diese. Längst vergessen war meine dumme Diät, die mir, wie ich glaube, sowieso nichts nützte, selbst ein Glas Wein genehmigte ich mir wieder dann und wann.
Es gibt keinen schöneren Anlaß zum Feiern als das wiedergewonnene Leben. Ich spüre die Energie, die ich ausstrahle, wenn ich voller Leben bin, und ich glaube, andere spüren sie auch. So voller Leben fühle ich mich, so voller Freude, daß ich Lebendigkeit an andere weitergeben möchte (ich weiß, von jemandem, dessen Leben keinen Pfifferling mehr wert war, klingt das paradox).
Also feierten wir mein Leben. F. sagte etwas sehr Schönes an diesem Abend: »Dein Körper hat die Krankheit in den Griff bekommen.«
Das hieß, endgültig war ich der Herr über mich und nicht meine Krankheit. Mit dieser Erkenntnis konnte ich - das wurde mir immer klarer - nun wieder an ein ganz »normales« Leben denken, noch nicht einmal ein Jahr nach meiner Diagnose.

Wieder ins »normale« Leben

Quoyle erlebte Augenblicke in sämtlichen Farben, gab geistreiche Bemerkungen von sich, achtete auf den vielschichtigen Klang der Wellen, wenn sie Steine zählten, er lachte und weinte, bemerkte Sonnenuntergänge, hörte Musik bei Regen, sagte: Ja.

E. Annie Proulx, »Schiffsmeldungen«

Am Tag nach dieser Nachuntersuchung war ich mit den Kindern auf dem Weg nach Bad Tölz, als mir an meinem Wagen plötzlich ein Vorderreifen platzte und ich deshalb ein entgegenkommendes Fahrzeug streifte. Niemand wurde verletzt, das andere Auto jedoch ziemlich beschädigt.

Die Frage, warum ich diesen Unfall gehabt hatte und was mir dies zeigen sollte, ging mir nicht mehr aus dem Kopf. Seltsamerweise konnte ich mir schnell selbst die Antwort geben. Ich war innerlich so berauscht gewesen von einem Gefühl der Freude und Erleichterung, aber auch des Stolzes auf das, was ich »geschafft« hatte, daß ich daran gedacht hatte, unverändert mein Leben vor der Diagnose wiederaufzunehmen. Ich wollte wieder ein »normales« Leben ohne Krankheit führen und war nahe daran gewesen, alles ad acta zu legen, was ich an Erkenntnissen gewonnen hatte. Ich hatte wirklich wie ein »Esel« gedacht, dem »zu wohl geworden« war und »der sich aufs Eis begeben hatte«.

Dieser Unfall hatte mir zeigen wollen, daß ich zwar wieder ans »normale« Leben denken konnte, daß ich dabei aber das Erkannte nicht vergessen sollte und auch weiter daran arbeiten mußte. Ich hatte hochmütig geglaubt, daß ich das nun nicht mehr nötig hätte. Falsch gedacht. Das hatte mir dieser geplatzte Reifen sagen wollen. Gleichzeitig war ich dankbar dafür, daß ich in der Lage war, dieses Zeichen als Wink anzunehmen und nicht mit einem »Das passiert eben manchmal« darüber hinwegzugehen; daß ich gelernt hatte, nichts mehr als reinen Zufall abzutun. Für mich gibt es keine Zufälle mehr, alles hat in dem Moment seinen Sinn und »passiert« nicht einfach.

Haben Sie schon einmal überlegt, warum gerade dann, wenn ich einen anderen Menschen anrufen will, oft das Telefon klingelt und ausgerechnet dieser Mensch am Apparat ist? Warum ich etwas »vergesse«? Warum ich dann einen Schnupfen oder eine Erkältung bekomme, wenn ich sie am wenigsten gebrauchen kann? Warum mir manchmal der Mensch auf der Straße begegnet, den ich in diesem Moment gar nicht sehen will? Zufall?

Dinge geschehen genau in den Momenten, in denen wir einen Hinweis nötig haben. Wir bestellen diese Ereignisse, und sie treffen dann prompt ein.

Ich weiß, es ist schwer zu akzeptieren, daß wirklich *jede* Kleinigkeit bei mir anfängt und bei mir aufhört. Ich höre hier viele sagen, daß dies doch die eigene Verantwortlichkeit etwas weit faßt. Warum sollte ich etwa von dem Gedanken ausgehen, daß ich nur dann etwas vergesse, wenn ich es vergessen will, daß dieses

Vergessen einen Grund hat, daß ich vielleicht gerade mit der Person, die ich vergesse, eine Rechnung offen habe? Warum sollte ich eine Krankheit als selbst herbeigerufen statt als vom Schicksal bestellt betrachten? Es macht das Leben wesentlich einfacher, wenn ich an Zufälle glauben kann. Auf der anderen Seite bringt mich dieses Annehmen der eigenen Verantwortlichkeit dahin, daß ich mehr über mein Verhalten nachdenke und daß ich tiefer nach dem Sinn mancher Ereignisse suche, ihnen auf den Grund kommen möchte. Dies kann mir und auch anderen nur nützen - auch wenn es zunächst manchmal weh tut.

Nach und nach nahm ich wieder das Leben eines gesunden Menschen auf. Auch körperlich fühlte ich mich so fit wie lange nicht, trieb Sport, konnte den Haushalt wieder allein bewältigen, auch wenn ich immer noch mein Au-pair hatte. Ich fing an zu malen. Überhaupt entdeckte ich die künstlerische Seite in mir, die ich lange vernachlässigt hatte. Seit fast fünfzehn Jahren hatte ich nicht mehr Klavier gespielt - jetzt lernte ich es wieder und machte große Fortschritte. Vor allen Dingen genoß ich es, selbst Musik machen zu können, selbst kreativ zu sein, denn der Anwaltsberuf ist nicht gerade der kreativste aller Berufe.

Im Mai 1995 fuhr ich, wie von meinem Mann vorhergesagt, mit ihm nach Frankreich, und wir tanzten unseren Walzer auf dem großen Ball. Stundenlang konnte ich mich auch wieder der Discomusik hingeben und selten hatte mir das Tanzen solchen Spaß gemacht, selten hatte ich mich dabei so verausgabt. Ich genoß es in vollen Zügen.

Im August 1995 heiratete meine Schwester, im Oktober mein Bruder, auf beiden Festen waren die Menschen, die mich kannten und die natürlich alle von meiner Erkrankung wußten, verblüfft, daß man mir diese ganze Erfahrung gar nicht ansah. »Wenn ich es nicht genau wüßte«, sagte jemand zu mir, »würde ich es nicht glauben, daß du krank gewesen bist.« Ein anderer machte sogar einen Scherz daraus und sagte, daß es wahrscheinlich nur eine eingebildete Erkrankung gewesen sei. Hätte ich nicht einen ganzen Ordner mit Befunden und ein Regal voll Röntgenbilder, würde ich dies vielleicht heute selbst für möglich halten.

Allmählich war ich auch mit meinem eigenen Spiegelbild wieder zufrieden, und dies ist auch ein Grund, warum ich das Geschehene kaum jemandem erzählte. So sehr war der Gedanke von Krebs als Schande noch in mir verankert, daß ich mich eventuellem Mitleid oder ähnlichem gar nicht aussetzen wollte. Eine Portion Feigheit steckte wohl auch noch dahinter und auch mein altes Rollen- und Prinzessinnenbewußtsein. Außerdem hatte ich seit jeher ein Kindheitsprogramm, mich vor anderen nicht zu entblößen und meine innersten Gedanken nicht preiszugeben.

Mein Mann dachte ganz anders darüber und hätte am liebsten allen Menschen alles erzählt. Manchmal tat er es auch, entsprechend ärgerlich war ich dann mit ihm. Ich verschanzte mich immer hinter der Entschuldigung, daß es schließlich meine Geschichte sei, und es deshalb auch meine Sache sei, wenn und wann ich sie erzählen wollte.

Mein Mann war auch der Ansicht, daß ich meine Erfahrung an andere weitergeben sollte, damit ich ihnen Mut machen und zeigen konnte, was alles möglich sei. Ich war in dieser Zeit jedoch noch so auf mich selbst bezogen, daß ich mir diesen Schuh nicht anziehen wollte. Wenn ich es aber jemandem erzählte, was wirklich selten geschah, konnte ich sehen, wie interessiert die Menschen waren und daß die Emotionen, die ich als Reaktion befürchtet hatte, gar nicht kamen.

Komisch war es für mich auch immer, wenn mein Mann die Geschichte erzählt hatte, ich davon nichts wußte und mich dann jemand darauf ansprach, von dem ich es nicht erwartet hätte. Dies geschah auch bei einem Freund, der uns zu Hause besuchte und den wir lange nicht gesehen hatten. Da ich nicht da war, als er kam, wußte er von meinem Mann schon alles, als ich eintraf, und war so fasziniert, daß er spontan sagte: »Du mußt das aufschreiben, du mußt darüber ein Buch schreiben, damit auch andere mitbekommen, was alles möglich ist.«

Hier entstand erstmals die Idee, daß ich meine Erfahrungen in einem Buch weitergeben sollte.

Auf den ersten Blick gefiel sie mir. Als ich jedoch längere Zeit darüber nachdachte, wurde mir mulmig bei dem Gedanken, daß ich so vielen Menschen über mich selbst erzählen sollte, und ich schob sie beiseite. Außerdem hatte ich mit F. darüber gesprochen, und sie glaubte, daß es dafür noch ein wenig früh sei, daß ich nicht jetzt schon aufs neue alles noch einmal durchleben sollte. Diesem Gedankengang konnte ich folgen und ließ mir Zeit.

Mein Leben verlief wieder in normalen Bahnen. Ich

hatte wieder mit dem Arbeiten begonnen, und der Austausch mit meinen Kollegen machte mir viel Spaß. Nur fiel mir bei der Arbeit auf, daß ich, die ich früher gern als Anwältin vor Gericht aufgetreten war, an diesem Streiten keinen Gefallen mehr fand.
Ich sprach mit D. hierüber, und sie sagte: »Kein Wunder. Du hast dein Streit- und Kriegsthema abgelegt. Es ist nur natürlich, daß du dich nicht mehr streiten willst, und sei es auch nur für andere.«
Außerdem merkte ich am Verhalten aller Angehörigen und Freunde, daß sie mich wieder anders betrachteten.
Am Anfang war ich bis auf wenige Ausnahmen extrem geschont und auf Rosen gebettet worden. Keiner hatte ein unangenehmes Wort fallen lassen, alles, was mich belasten könnte, war von mir ferngehalten worden.
Nun bemerkte ich nach und nach, je besser es mir ging und je gesünder ich wurde, daß die Schonzeit vorbei war und daß ich allmählich wieder wie eine gesunde Frau behandelt wurde. Auf der einen Seite freute ich mich darüber, denn es zeigte mir, daß ich Gesundheit sendete und die entsprechende Antwort erhielt. Außerdem wollte ich auch so normal wie möglich behandelt werden.
Auf der anderen Seite - ich gebe es ungern zu - hatte ich die Schonzeit auch genossen. Daß alle Belastungen von mir ferngehalten wurden, daß ich keinerlei Druck ausgesetzt gewesen war, hatte mir gefallen, und ich mußte mich an diese neue Situation erst gewöhnen.
Am deutlichsten spürte ich diese veränderte Einstellung daran, daß mein Mann, der über ein Jahr nicht

über meinen Umzug in die Schweiz gesprochen hatte, dieses Thema wieder aufgriff. Nicht nur ließ er sich mit Ausflüchten nicht mehr abspeisen, er übte vielmehr auch Druck auf mich aus, so daß ich wirklich mit der Frage konfrontiert wurde. Das zeigte mir, daß er mich für so gesund hielt, daß ich auch Druck standhalten konnte. Konnte ich auch, wollte ich aber nicht. Deshalb verschob ich eine Diskussion darüber weiter und weiter.

Lediglich meine Eltern schonten mich weiter, ich glaube, daß sie einfach Angst vor einem Rückfall hatten. Nur einmal wurde meine Mutter richtig deutlich mit mir, als sie über meine Schwester erfuhr, daß ich darüber nachdachte, noch ein Baby zu bekommen. Sie war der Ansicht, daß ich bei dem Befund, den ich gehabt hatte, nie wieder schwanger werden könnte, hielt dies für äußerst gefährlich, war vor Sorge, daß ich dies postwendend in die Tat umsetzen könnte, fast außer sich und hielt mich, glaube ich, schlicht für verrückt. Ich konnte ihr noch so oft erklären, daß ich gesund sei, daß F. gesagt hatte, ich könne ruhig an ein Baby denken, daß ich immerhin noch die Hormone nähme, die dies im Moment verhinderten – es änderte wenig an ihrer Sorge. Natürlich befand sie sich mit ihrer Meinung auf schulmedizinischem Grund, denn meiner Mutter hatte man damals gesagt, daß sie nie wieder schwanger werden könne.

Ich war ja auch gar nicht ganz sicher, ob ich überhaupt noch ein Baby wollte. Der Gedanke, daß es für mich, der man ein Jahr zuvor nur noch ein paar Wochen gegeben hatte, wieder im Bereich des Möglichen lag, machte mir nur solchen Spaß, daß ich die Idee immer weiter spann. Auch in diesem Punkt war es für mich wichtig, die Dinge um 180 Grad zu drehen. Es war mir prognostiziert worden, das ich bald sterben werde. Ich lebte. Ich sollte nie wieder wachsen können. Ich wuchs. Man hatte mir gesagt, daß eine Remission nicht möglich sei. Das Gegenteil war der Fall.

Warum, so sagte ich mir, sollte ich also ausgerechnet in der Frage des Babybekommens die Meinung der Ärzte für bare Münze nehmen?

Wie gesund ich war, merkte ich auch daran, daß es Menschen gab, die mich beneideten. Vor meiner Erkrankung war mir dies manchmal aufgefallen, jetzt geschah es auf einmal wieder. Auch wenn ich nicht behaupten kann, Neid zu mögen, zeigte er mir doch etwas.

»Wenn es«, sagte ich mir, »wirklich jemanden gibt, der dich beneidet, wie gut muß es dir dann gehen, wieviel Gesundheit, Freude und Glück mußt du ausstrahlen.«

Jedes Indiz, das ich wahrnehmen konnte, jedes Anzeichen meines Körpers nahm ich als Teil des Heilungsprozesses an. Spürte ich ein Kribbeln in den Fingern, sah ich gleichzeitig das Bild vor mir, wie meine Zellen meine Wirbelsäule wiederaufbauten. Tat mir, was manchmal vorkam, mein Bein weh, so sah ich, daß auch dort eine Reparatur im Gange war. Niemals kam mir der Gedanke, daß ein Schmerz auf einen Rückfall hindeuten könnte, niemals stellte ich meine Zellen in Frage. Praktisch tat ich nun genau das Gegenteil von dem, was ich jahrelang vor meiner Diagnose getan hatte. Damals hatte ich jedes winzige Anzeichen in Richtung Krankheit ausgelegt und sie damit erzeugt, jetzt legte ich jedes Indiz in Richtung Gesundheit aus, und erzeugte Gesundheit. Außerdem war ich damals nicht in der Lage gewesen, mit mir selbst zu kommunizieren. Jetzt nahm ich nicht nur an, daß alles so ablief, wie ich es mir vorstellte, ich *wußte* es.

Unsere Vorstellungskraft kann gigantische Dinge bewegen. So wie ich mit negativen Vorstellungen Bilder Wahrheit werden lassen kann, kann ich dies auch mit positiven. Eine der größten Gefahren für einen Kranken sind deshalb Negativbilder, eine seiner größten Chancen sind Positivbilder, die er sich macht, weil die Negativspirale, so wie ich es erfahren habe, ebenso funktioniert wie die Positivspirale: Je mehr negative Gedanken ich habe, desto mehr verdüstert sich das Gesamtbild, desto mehr befinde ich mich in einem Circulus vitiosus, je mehr positive ich sammle, desto lichter wird es.

Eine Frau, die sich in einer ähnlichen Situation befand wie ich im Juli 1994 und der F. meine Telefonnummer gegeben hatte, erzählte kürzlich, daß sie im Moment einmal wöchentlich in die Klinik müsse und daß sie die ganze Woche nach einem Termin brauche, damit sie sich von den schwarzen Gedanken, die man ihr bei jedem Besuch malte, befreien konnte, nur um sich postwendend neue schwarze Gedanken beim nächsten Termin einzusammeln. Ich riet ihr, nicht mehr dorthin zu gehen und wenn, dann nur in wesentlich größeren Abständen, damit sie sich wieder regenerieren konnte. Ich weiß, ein solcher Rat kann gefährlich sein, und ich bin sehr vorsichtig damit, an-

dererseits war es mir in diesem Fall ein Anliegen. Warum sollte ich mir von Menschen schwarze Gedanken machen lassen, die mich innerlich schon zum Sterben geschickt haben und die mir nur immer wieder sagen, daß sie mir nicht helfen können?
Wenn sie mir nicht helfen können, sollte ich doch nur dann dorthin gehen, wenn ich der Meinung bin, daß ich dennoch davon profitiere. Diese Einstellung hatte ja auch mich damals von dem vorgeschriebenen Vier-Wochen-Rhythmus Abstand nehmen lassen. Auch bei meinem letzten Besuch in der Klinik hatte man mir einen Drei-Monats-Rhythmus für eine Kontrolle angeraten. Ich ließ jedoch acht Monate vergehen, bis ich wieder hinging, da mein Befund ja auch hervorragend war. In dieser Situation muß ich mich selbst besonders gut behandeln, und dazu gehört auch, sich vor Menschen zu schützen, die schlechte Bilder malen, die Zweifel senden und die mich in irgendeiner Weise belasten, solange ich selbst noch nicht in der Lage bin, diese Negativa für mich zu klären.
Wie wichtig dabei auch die Sprache ist und was sie über meine Gedanken verrät, wurde mir im Gespräch mit dieser Frau klar. Sie erzählte mir nämlich, daß sie jetzt eine Chemotherapie machen solle, damit sie – so die Ärzte – noch ein paar Wochen länger leben könne. »Und«, so sagte sie, »ich will halt auch noch ein bißchen leben, und wenn es nur noch ein paar Wochen sind.«
Früher hätte ich darauf erwidert: »Das wird schon wieder, seien Sie ohne Sorge.« Jetzt sagte ich ihr, obwohl ich mich überwinden mußte: »Wissen Sie, mit diesen

Worten bringen Sie sich selbst ins Grab. Warum glauben Sie denn diesen Menschen? Und für ein paar Wochen, lohnt sich da das Kreuz einer Chemotherapie? Sagen Sie sich doch, daß Sie leben werden, nicht ein paar Wochen, sondern so lange wie Sie wollen, dann hat auch diese Therapie ihren Sinn. Glauben Sie nicht, was man Ihnen sagt. Und Sie dürfen sich nicht sagen, daß Sie ein bißchen leben wollen. Leben kann ich nur ganz oder gar nicht, auf keinen Fall ein bißchen.«

Ich weiß, solche Worte klingen in dieser Situation hart und manchen sogar überheblich. Andererseits kann ich jedoch nur so klarmachen, was ein Mensch mit sich selbst anstellt. Was soll er denn mit einem »Das wird schon wieder« oder ähnlichen Gemeinplätzen anfangen, ganz abgesehen davon, daß eine solche Aussage mir nicht aus dem Herzen kommt?

Ich hatte ja schon manchmal erlebt, daß ich in so einem Fall mit Nettigkeiten, Mitleid und Höflichkeit nichts erreichen konnte. Und nicht zuletzt war ich auch mit meiner Geschichte so glaubwürdig, daß die Menschen mir nicht übelnahmen, wenn ich so schonungslos ehrlich mit ihnen war. Ich bezog ja auch gleichzeitig alles auf mich und sprach mit ihnen nicht von einem theoretischen Standpunkt aus. Ich weiß, daß ich noch vor drei Jahren solche Sätze niemals über die Lippen gebracht hätte, lieber hätte ich mir die Zunge abgebissen. Ich wollte halt niemandem weh tun. Heute ist mir klar, daß ich die Menschen mißachte, daß ich ihnen viel mehr wehtue, wenn ich aus Barmherzigkeit lüge und ihnen damit eine Chance für eine Umkehr verweigere.

Acht Monate ließ ich also ins Land gehen, bis ich mich wieder in der Klinik anmeldete, acht Monate, in denen ich wieder ins normale Leben fand und die mich immer sicherer und gesünder werden ließen, acht Monate, in denen ich endgültig »ja« zum Leben sagte. Kurz vor Weihnachten 1995 ging ich dann noch einmal hin, damit sie mir wieder einmal eine Freude machen konnten. Außerdem hatte mich mein Gynäkologe beim letzten Mal etwas in die Pflicht genommen. Er spürte wohl, daß ich wenig Lust hatte wiederzukommen, und sagte: »Ich finde, Sie sollten auch deshalb wiederkommen, weil Sie, mit den Erkenntnissen, die wir hier durch Ihre Remission gewinnen, anderen helfen können. Sie bringen die Forschung weiter. Und es haben ja auch andere Frauen vor Ihnen die Forschung weitergebracht, von der Sie vielleicht profitiert haben.«
Damals leuchtete mir dieses Argument ein, auch ein Grund, warum ich Ende 1995 noch einmal eine Nachuntersuchung mitmachte.

Letzte Nachuntersuchung

Denn wenn Jack Buggit dem Einmachglas
entkommen konnte, wenn ein Vogel mit einem
gebrochenen Genick wegfliegen konnte,
was mochte dann sonst noch alles möglich sein?
Wasser konnte älter sein als Licht,
Diamanten in heißem Ziegenblut zerspringen,
Berggipfel kaltes Feuer von sich geben,
Wälder mitten im Ozean auftauchen,
es kann passieren, daß ein Krebs mit dem
Schatten einer Hand auf dem Rücken gefangen,
daß der Wind in einem Stück verknoteter
Schnur eingesperrt wird.

E. Annie Proulx, »Schiffsmeldungen«

Schon als mein Mann und ich dieses Mal die Klinik betraten, wunderten wir uns darüber, daß es nur wenig Personal gab und daß es viel ruhiger war als üblich. Als wir in der gynäkologischen Abteilung ankamen und uns anmeldeten (wieder hatten wir einen mit dem Gynäkologen persönlich abgesprochenen Termin), herrschte große Verwirrung und der Arzt war nirgends zu finden. Es dauerte eine Weile, bis die Information durchsickerte, daß fast die ganze Klinikbelegschaft auf einem Betriebsausflug sei, so auch mein Gynäkologe! Er war nicht da, obwohl er selbst mit seinem Kalender vor Augen diesen Termin gemacht hatte.

Wir lachten und konnten uns so schnell nicht wieder

beruhigen. Was sollte mir dies sagen? Warum war er nicht da? Was hatte das mit mir zu *tun?*
Ich schloß für mich zweierlei daraus: Einmal nahm ich seine Abwesenheit als Zeichen, daß ich nicht wiederkommen sollte, daß ich gesund und »normal« war und daß er mich auch deshalb unbewußt nicht hatte sehen wollen.
Zweitens hatte meine Entwicklung seine bisherigen Forscher-Erkenntnisse wohl so gründlich über den Haufen geworfen, daß er sich selbst keine Erklärung für das Geschehene mehr liefern konnte und es vielleicht deshalb vermeiden wollte, erneut damit konfrontiert zu werden.
Ich hatte wieder Blutwerte von F. und neue Röntgenbilder mitgebracht. Alle Blutwerte waren unverändert normal, genauso wie die Tumormarker. Meine Werte waren phantastisch. Dies allein sprach ja schon für sich.
Damit der Gynäkologe sich ein Bild machen konnte, obwohl er nicht da war, ließ ich ihm die Blutwerte da und schrieb ihm eine kurze, nette und lustige Nachricht. Ich hatte auch die Röntgenbilder bei ihm lassen wollen, plötzlich sagte jedoch mein Mann: »Weißt du, es ist doch dumm, daß wir ganz umsonst hergekommen sind. Laß uns doch in der Röntgenabteilung nachsehen, ob wir dort einen Arzt auftreiben können, der uns die Bilder persönlich befunden kann.«
Also nahmen wir die Bilder und gingen in die Röntgenabteilung. Wirklich war auch ein Oberarzt im Dienst, der gerufen wurde und der uns in sein Sprechzimmer bat.

Ich wunderte mich über mich selbst, denn anstatt ich wie üblich draußen wartete, ging ich wie selbstverständlich mit in den Raum. Ich konnte meinem Mann ansehen, wie er sich darüber freute. Endlich war ich soweit, daß ich sowohl meine Bilder sehen konnte und wollte als auch meine Befunde anhören.
Der Arzt, übrigens der gleiche, der auch beim letzten Mal meine Bilder befundet hatte, hängte die Aufnahmen an seine Leuchtwand und meine eineinhalb Jahre alten ersten Bilder daneben. Er betrachtete sie eingehend.
»Unglaublich«, sagte er, »unglaublich, unglaublich. Sehen Sie sich diese Bilder einmal an! Ihre Knochenmetastasen, die eine sukzessive Auflösung der Knochen bewirkten, haben sich sämtlich in knochenaufbauende gesunde Zellen umgewandelt. Das ist gar nicht möglich, das dürfte bei Ihrem Anfangsbefund gar nicht sein!«
Er zeigte uns an den Bildern, wie sehr diese Zellen das, was abgebaut gewesen war, schon wiederaufgebaut hatten. Besonders machte er uns auf eine Stelle am Oberschenkel aufmerksam, dort, wo die Metallschiene immer noch steckte, die ich auch auf dem Röntgenbild erkennen konnte.
»Sehen Sie«, sagte er, »diese weißen Stellen an der Innenseite des Knochens direkt neben der Metallschiene? Das ist auch so eine Sensation. Diese weiße Masse nennt man Kallus, das ist eine Art Knochenmasse. Das heißt, Ihr Körper hat dort wieder Knochenmasse aufgebaut, wo es eigentlich nicht möglich sein kann, dort, wo die Schiene Ihre Knochen ersetzt hat.

Das bedeutet, daß Ihr eigene Knochenmasse die Schiene unterstützt.«
Immer wieder schüttelte er den Kopf und sagte: »Unglaublich.«
Er sah sich meine Blutwerte an, schüttelte wieder den Kopf und sagte: »Wissen Sie, dieser Befund freut mich sehr. Wie haben Sie das nur gemacht? Ganz offensichtlich hat sich damals bei Ihnen die ganze Klinik mit ihrer Prognose geirrt.«
Dies war das erste Mal, daß ein Mitglied der Klinik, der auch damals an der Prognose beteiligt gewesen war, diese als Irrtum klassifizierte. Dabei war es ja damals gar kein Irrtum gewesen!
F. hat mir erst kürzlich über ihr erstes Telefongespräch mit B. nach der Diagnose berichtet. Sie erzählte mir, daß er ihr damals gesagt habe, daß er seit *fünfzehn* Jahren in einer so großen Klinik nicht mehr einen solch gravierenden Befund wie den meinen gesehen habe und daß die Onkologen ähnliches hatten verlauten lassen. Bei diesem Befund, so sagte auch F., konnten die Mediziner nach allem, was ihnen bekannt war, von keiner anderen Prognose ausgehen. »Und selbst«, so sagte sie an diesem Abend, »wenn du einmal alle Statistiken beiseite läßt, konntest du bei dieser fortgeschrittenen Erkrankung auch nach menschlichem Ermessen - nicht nur nach dem Ermessen von uns Ärzten - nicht mehr gesund werden.
Es handelt sich hier bei dir um einen dieser äußerst seltenen Fälle von Spontanheilung bei ausgeprägtester Metastasierung.«
Das war das Resümee dieses wunderbaren Tages: Ich

war gesund, ich hatte diese Sache hinter mir, ich hatte es geschafft.

Seltsamerweise überraschte mich dieses Ergebnis gar nicht so sehr. Innerlich hatte ich schon lange gewußt, daß ich gesund war. Dies war nur die Bestätigung dafür gewesen. Alle meine Zellen hatten mir wieder und wieder signalisiert, daß ich ihnen trauen durfte mit den Bildern, die sie mir sendeten: Bilder von einem friedvollen, gesunden, gereinigten, bewußten Körper in Frieden mit sich selbst.

Wohin soll ich nun geh'n?

»Wohin soll ich nun geh'n?«

»Wohin es dir gefällt,
wir seh'n die kleine,
dann die große Welt.
Mein guter Freund,
das wird sich alles geben,
sobald du dir vertraust,
sobald weißt du zu leben.«

J. W. von Goethe, »Faust«

An diesem Punkt stand ich nun. Und was kam jetzt? Wie sollte es weitergehen, wohin sollte ich, um mit Goethe zu sprechen, gehen? Was hielt die Welt für mich bereit?

Hatte ich diese Erlebnisse gehabt, damit ich sie an andere weitergeben konnte? Was war mein Auftrag in dieser Welt, weswegen war ich da?

Daß ich nun nicht einfach zur Tagesordnung übergehen und die Vergangenheit Vergangenheit sein lassen konnte, war mir klar geworden. Noch hatte ich jedoch keine Idee, keine Antwort auf all diese Fragen, und die Idee mit dem Buch schob ich weiter vor mir her.

U., bei dem ich im Herbst das letzte Mal gewesen war, hatte mich damals mit den Worten verabschiedet: »Dies ist deine letzte Sitzung bei mir, ich entlasse dich hiermit und schenke dir diese letzte Behandlung. Ich finde, du bist nun fertig, denn du hast etwas sehr

Wichtiges ganz stark verinnerlicht. Du bist nämlich weggekommen von den Notwendigkeiten des Lebens hin zu den Möglichkeiten; heute gibt es für dich nicht mehr nur eine Antwort auf eine Frage, heute hältst du etliche für möglich.« Ich hatte das Gefühl, als ob mein Leben im Umbruch sei, als ob ich auf etwas Neues und Aufregendes wartete. Da ich bisher jedoch keine Idee hatte, was das sein sollte, verschob und verdrängte ich mal wieder jeglichen Gedanken daran und verbrachte auch die nächsten Monate damit, mein wiedergeschenktes Leben in vollen Zügen zu genießen.

Mann und Kinder, Urlaub, Einkaufen, Arbeit, mich mit meiner Freundin treffen, mit meinem Mann ausgehen, all die Dinge des Lebens füllten mich so aus, daß ich die wachsende Leere in mir anfangs gar nicht wahrnahm. Daran, daß ich auf einmal einen wahren Kaufrausch bei mir feststellte, merkte ich, daß etwas nicht stimmte.

Und ich wußte in dem Moment, in dem ich diesen Gedanken hatte, auch bereits, was nicht stimmte. Ich hatte mich auf meinen Lorbeeren ausgeruht, ich war wirklich zur Tagesordnung übergegangen, ich hatte nur an mich gedacht. Weder hatte ich mich in meinen Mann hineingedacht, der jeden Montagmorgen in Richtung Zürich abflog und jeden Freitagabend heimkam, der die ganze Woche als Single verbrachte, obwohl er eine Frau und zwei Kinder hatte, die er liebte und die er gerne öfter sehen würde, noch in meine Kinder, die auch ihren Vater gern öfter um sich gehabt hätten.

Nach meiner Gesundung hatte ich alle Arbeit an mir

selbst, bei U. und auch bei D. eingestellt, denn ich dachte wieder einmal, daß ich das nun nicht mehr nötig hätte. Was U. anging, war dies ja auch vollkommen in Ordnung, denn er hatte mich ja selbst nach Hause geschickt.

D. jedoch hatte mich immer wieder angerufen und mich auch hin und wieder daran erinnert, daß ich ihrer Ansicht nach eine Aufgabe im Leben hatte, daß ich aus einem Grund hier war und daß ich nicht nur deshalb auf dieser Erde lebte, damit ich einen Mann hatte und Kinder bekam - vor allen Dingen nach den Erlebnissen, die ich gehabt hatte.

Sie ist der Ansicht, daß jeder von uns, in einer Zeit, in der so vieles in Unordnung zu sein scheint, unsere Orientierungslosigkeit auffällt, bei sich mit der Klärung anfangen müsse, damit er den Grund für sein Dasein herausfindet. Jeder von uns habe einen Auftrag. Was also war mein Auftrag?

Da ich immer noch ein Gefühl von Stillstand hatte, nahm ich an einem ihrer Workshops in Köln teil, der einen Teil ihres Persönlichkeitsstudiums darstellt.

Dieser Workshop, den ich mit einigen anderen Menschen erlebte, zählt mit zu den aufregendsten Erfahrungen, die ich hatte. Ich will hier im einzelnen nicht darüber berichten, da jeder dies anders erlebt und für sich anderes herausfiltert.

Als Resümee zog D. am letzten Tag für mich, daß mein Auftrag in dieser Welt sei, daß ich die Liebe unter die Menschen bringen sollte. »Du bist die Götterbotin der Liebe«, sagte sie, »und du mußt von jetzt an Liebe in die Welt senden.«

Mit diesem Gedanken ging ich also wieder nach Hause. Obwohl ich jedoch in den nächsten Wochen immer wieder Liebe in die Welt sandte und ich selbst auch Befriedigung dabei empfand, fehlte mir etwas. Ich hatte das Gefühl, daß mein Auftrag woanders lag.

Immer noch schlich ich wie die Katze um den heißen Brei um die Idee, meine Geschichte aufzuschreiben. Innerlich wußte ich, daß ich mich dieser Sache irgendwann stellen mußte.

Mittlerweile hatte ich mich nach einigem Hin und Her doch für einen Umzug in die Schweiz entschieden. Irgendwann war mir klargeworden, daß ich diesen gordischen Knoten der Angst vor einer örtlichen Veränderung irgendwann würde zerschlagen müssen und mich entweder endgültig für München oder endgültig für einen Umzug entscheiden mußte.

In diesen Dingen bin ich leider ein typischer Zwilling – heute hüh und morgen hott. An einem Tag entschied ich mich fürs Dableiben, an einem anderen wieder fürs Umziehen.

Irgendwann drückte mir eine Freundin eine Packung Tarotkarten in die Hand sowie ein Handbuch dafür. Sie sagte mir, daß ihr meine Unentschlossenheit in dieser Sache aufgefallen sei und daß ich doch für diese Frage die Tarotkarten legen sollte. Sie warnte mich allerdings, daß ich, wenn ich die Karten schon legte, auch das befolgen mußte, was sie mir rieten. Tarotkarten! Drei Jahre vorher hatte ich sie ausgelacht. Noch nie hatte ich welche gesehen, geschweige denn gelegt. Aber nach dem, was ich erlebt hatte, warum eigentlich nicht? Ich hatte schon soviel Unerklärliches erfahren,

warum sollte ich mich einer weiteren Erfahrung verschließen?
Also fragte ich die Tarotkarten, ob ich nach Zürich umziehen sollte. Das Faszinierende am Tarot ist, daß die Karten immer recht haben, daß sie, wenn ich sie frage, genau meine jeweilige emotionale Geisteshaltung widerspiegeln, daß ich mich bei jeder Frage erkannt fühle.
In meiner Frage bekam ich als Antwort von den Karten, daß ich unbedingt umziehen solle, daß die Zeit reif sei dafür, daß dies mein Gefühl von Stillstand beseitigen würde, daß etwas, das zuvor verschüttet und gefangen war, ans Licht komme und ich den entscheidenden Schritt zur Selbstfindung vollziehen werde.
Wörtlich sagte eine der Karten: In diesem Vorhaben liegt Ihr Schatz.
Irgendwie dachte ich, als ich die Antwort las, daß ich genau diese Antwort erwartet hatte, daß ich auf »the casting vote«, die entscheidende Stimme, gewartet hatte, und ich entschloß mich sofort für den Umzug.
Es ist seltsam mit diesen Dingen: Sobald ich mich entschlossen hatte, fanden wir ein Haus, das uns gefiel, und im April 1996 zogen wir um. Wie hatte ich mich vorher verrückt gemacht bei dem Gedanken, aus München wegzuziehen, weg von Freunden, Kollegen und der Stadt, die ich liebe.
Auch hatte ich mich weder mit dem Gedanken an eine Trennung von N. noch von F. anfreunden können. F. war nun die einzige Ärztin, die mich behandelte, bei der ich auch heute noch regelmäßig betreut werde, meine Hausärztin eben. Auf keinen Fall wollte ich auf

sie verzichten. Es dauerte, bis mir klar wurde, daß ich das auch nicht mußte, daß München von Zürich ja nun wirklich nicht weit weg ist.
Außerdem war dieser Schritt auch deshalb wichtig für mich, weil ich mich endgültig aus allen Abhängigkeiten löste und einen ganz neuen Anfang machte. So ließ ich nämlich gleichzeitig das Vergangene hinter mir. Nicht die Menschen, nein. Aber den Lebensabschnitt. Ich fing neu an.
So fit und gesund fühle ich mich, so blendend geht es mir, daß ich nun bereit bin für ganz neue Dinge. Ich, die ich früher nur Angst vor Veränderungen gehabt hatte, konnte mir plötzlich vorstellen, auch noch einmal umzuziehen. Warum denn nicht in Paris leben oder in London? Oder in Rom? Ich merkte, wie sehr sich das Feld der Möglichkeiten durch meine Krankheit erweitert hatte, wie offen ich geworden war. Nicht nur mein Leben hatte ich neu begonnen, jetzt begann auch ein neuer Lebensabschnitt.
In diesen neuen Lebensabschnitt - das spürte ich nach einigen Monaten in der Schweiz - gehörte auch, daß ich mir nun endlich ein Herz faßte und meine Geschichte aufschrieb, daß ich das Gefühl, daß ich mich nicht »ausziehen« wollte, über Bord warf. Ich wußte, ich mußte noch einmal alles durchleben, damit ich diesen Abschnitt meines Lebens endgültig klären und ad acta legen konnte. Dafür mußte ich nicht zuletzt auch meine Eitelkeit anerkennen und ablegen. Was machte es schon, wenn sehr viele Menschen wußten, wie verdreht ich gewesen war und was ich erlebt hatte? Die Menschen, die ich liebte, wußten es ohnehin,

warum sollten es dann nicht auch mehr wissen dürfen?

Außerdem wurde mir klar, daß dies mein Auftrag war, daß ich anderen Menschen Mut machte, indem ich Möglichkeiten aufzeigte, sie sich von unseren eingefahrenen unterscheiden. Ich mußte über das Leben erzählen!

Resümee

Die Geschichte ist aus. Ich meine zu sehen,
wie der verständige Leser sich die Brille aufsetzt,
um die Moral ausfindig zu machen.
Es hieße seinen Scharfsinn beleidigen,
wollte ich ihm dafür Anweisung geben. Ich sage nur:
Glück und Gottes Segen bei der Suche.

Charlotte Brontë, »Shirley«

Erst während ich diese Geschichte aufschrieb, ist mir klargeworden, daß ich sie nicht ausschließlich für mich schrieb, um diesen Abschnitt ad acta zu legen.
Ich spürte, daß ich auch etwas geben konnte und über das Medium Buch Menschen erreichen konnte. Und Menschen wollte ich erreichen, denn ich hatte ihnen etwas zu sagen, hatte eine Botschaft.
Diese Botschaft lautet: Es ist alles möglich, wenn ich mich für das Leben entscheide.
Dabei meine ich Leben nicht nur im Wortsinn, nicht nur als bloßen Zustand, vielmehr lebe ich nur dann, wenn ich klar bin, wenn ich da bin. Nur so gelange ich an meine eigene Energiequelle, an meine eigenen Ressourcen. Und nur damit kann ich mich den Herausforderungen des Lebens stellen, sie lösen, beziehungsweise vermeide ich auf diese Weise, daß ich mich überhaupt in verfahrene Situationen hineinmanövriere.

Mag die Situation, in die ich mich bringe, auch noch so verfahren sein, mag sonst niemand an eine Wende in einer Krise glauben, wenn *ich* glaube, daß ich es kann, und wenn *ich* mich kläre, dann schaffe *ich* es. Für jeden Menschen gibt es immer Hoffnung, bis zum letzten Atemzug. Noch in der letzten Minute meines Lebens kann ich mich eines anderen besinnen und umkehren. Ich habe die Wahl, ich entscheide, ich handle - niemand sonst.

Keine Situation ist in sich ausweglos, sie ist es nur dann, wenn ich sie als solche für mich definiere.

Dafür ist wichtig, daß ich auf meine innere Stimme, auf die Weisheit meines Körpers und die Signale, die er mir gibt, höre, daß ich mich von meiner Intuition leiten lasse und nicht von der Meinung anderer Menschen, mögen sie auch noch so kompetent sein. Natürlich kann ich mich der Erkenntnisse der Fachleute bedienen, die letzte Entscheidung und Verantwortung muß jedoch immer bei mir bleiben. Ich darf mich nicht von der Zustimmung oder Ablehnung oder Anerkennung anderer abhängig machen. Ich darf mein Leben nicht woanders abgeben. Ich darf mein Leben nicht durch oder von anderen leben lassen, ich muß es selbst leben.

Mein Leben in die eigenen Hände nehmen, das ist meine zweite Botschaft.

Die dritte ist: Ich muß gütig mit mir selbst sein. Wenn ich mit Ärger oder sonstigen starken Emotionen auf eine Person reagiere, muß ich anerkennen, daß ich nur gegen mich selbst kämpfe. Diese Menschen, ob ich sie liebe oder hasse, sind nur mein eigener Spiegel. Ein

Teil dieser Güte mit mir selbst ist auch, daß ich weder mich noch andere beurteile noch etwas erwarte, daß ich mich und die Menschen um mich herum anerkenne, wie sie nun einmal sind.

Als meine Schwester mich einmal in der Klinik besuchte, sagte sie etwas Wunderschönes: »Ich habe dir keine Blumen mitgebracht. Ich habe mich selbst mitgebracht.«

Ich glaube, daß dies für uns alle gilt: Für mich und andere muß ich mich selbst einbringen und mitbringen. Nicht nur in Person und Körperlichkeit, sondern mit meinem ganzen Ich. Nur so lasse ich mich auf mich und andere ein. Alle Krisen, sei es Krankheit, Depressionen, Mißerfolge und so weiter stellen ja eine extreme Flucht vor mir selbst dar. Ich muß irgendwann diese Chance ergreifen und mich stellen (am besten dann, wenn ich nicht schon wie ich an der Wand stehe). Und ich muß im Moment leben, denn die Gegenwart ist alles, was ich habe. Es hat keinen Sinn, wenn ich mich mit Gedanken an die Zukunft aufhalte (etwa, wieviel Zeit mir noch bleibt), ich lebe jetzt!

Der vierte Punkt, den ich ansprechen will, ist, daß ich mir selbst und meinem Körper trauen muß. Nur wenn ich mir selbst traue, kann ich auch anderen trauen. Und es ist wichtig, auch anderen zu trauen, denn in einer schwierigen Situation brauche ich meist jemanden, der mir einen Weg zeigt, auch wenn ich den Weg allein gehen muß, der mir nahebringt, *wie* es gehen kann, wenn ich will.

Dafür muß ich offen sein auch für Dinge, die sich meiner empirischen Erfahrbarkeit entziehen.

Deepak Chopra, ein amerikanischer Arzt, vertritt etwa in einem seiner Bücher (»Ageless Body-Timeless Mind«) die These, daß der Mensch nicht altert, wenn er nicht will, daß es die toxischen Emotionen sind, die uns altern lassen. Wo können wir hinkommen, was können wir erreichen, wenn wir uns von dem lösen, was wir heute wissen, wenn wir anerkennen, daß es mehr gibt, daß mehr möglich ist als das, was wir heute nachvollziehen können.

Noch einen Punkt habe ich, den ich für sehr wichtig halte. Viele der Menschen in ähnlichen Situationen, mit denen ich sprach, sagten mir: »Wissen Sie, Sie können das von Ihrer Warte aus gut sagen. Sie haben das ja schließlich hinter sich, wer weiß, ob ich auch so stark bin.«

Auf diesen Satz antworte ich immer: »Wir sitzen alle in einem Boot. Ich bin wie Sie! Ich bin nicht größer und nicht kleiner, nicht schlauer und nicht dümmer, nicht reicher und nicht ärmer, nicht stärker und nicht schwächer. Sie können das auch. Diese Stärke hat jeder in sich. Er muß nur daran glauen. Dabei ist es im einzelnen egal, woran ich als Mittel für einen Ausweg aus der Krise glaube, ob ich bei Krebs an die Chemotherapie glaube oder an die Naturheilverfahren, ob ich bei einem wirtschaftlichen Engpaß an das eine Verfahren oder das andere glaube, solange ich bei mir selbst bleibe, solange ich an mich selbst glaube, daß ich es mit diesem Mittel als Lösung schaffe.

Ich habe hier den Weg beschrieben, den *ich* gegangen bin. Dies ist kein allgemeingültiger Weg, und nicht jeder muß und kann es so machen wie ich. Jeder kann für sich seinen eigenen Weg finden, denn jeder Fall, jede Krise ist in sich einzigartig, genauso wie jeder Mensch. Deswegen will ich meine Geschichte auch nicht als Anweisung oder als Rezept verstanden wissen. Ich will nur anderen Mut machen und zeigen, daß alles möglich ist, daß es immer eine Wahl gibt, egal wie die Sache steht.

Schließen möchte ich, wie ich anfing: mit einem Zitat, diesmal von meinem Lieblingsdichter Rilke:

> Und dann ist alles wieder still ...
> Und weißt du, was mein Leben will,
> hast du es schon verstanden?
> Wie eine Welle im Morgenmeer
> will es, rauschend und muschelschwer,
> an deiner Seele landen.

R. M. Rilke, »Dir zur Feier«

Literatur

Anders von Ahlften, Prof. Dr., Angelika: *Biologische Krebsbehandlung,* Stuttgart 1987.

Banzhaf, Hajo: *Das Arbeitsbuch zum Tarot* (mit Karten), München 1995.

Chopra, Deepak, M. D.: *Ageless Body - Timeless Mind, The Quantum Alternative to Growing Old,* 1993.
Ayurveda, Gesundsein aus einer Kraft - Zu einem neuen Denken über Krankheit und Gesundheit, München 1989.
Creating Health, How to Wake up the Body's Intelligence, 1987.
Perfect Health, A Complete Mind Body Guide, 1991.

Dilts, Robert B.: *Identität, Glaubenssysteme und Gesundheit. NLP Veränderungsarbeit,* Paderborn 1991.

Friebel-Röhring, Gisela: Ich habe Krebs - na und? Rastatt 1990.

Lambley, Peter: *Psyche und Krebs,* Hamburg 1989.

Redfield, James: *Die Prophezeiungen von Celestine,* München 1994.

Robbins, Anthony: *Grenzenlose Energie - Das Power Prinzip,* München 1991.

Simonton, O. Carl, u. a.: *Wieder gesund werden. Eine Anleitung zur Aktivierung der Selbstheilungskräfte für Krebspatienten und ihre Angehörigen,* Reinbek 1992.

Adressen

Hinter dem Buchstaben D.
verbirgt sich:

ILSE ELISA DORANDT
Dorandt Persönlichkeitsstudium
Re-Light Form
Holunderweg 33
50858 Köln

Meine Ärztin (F.):

DR. MED. FRIEDERIKE STALF
Fachärztin für innere Medizin, Naturheilverfahren
Planegg, bei München

NLP - Institut MUTABOR (U.)

ULRICH HOENING
Donnersbergerstraße 22a
80634 München

Inhalt